Manoj Ravsaheb Kadam
Madhuri Deshmukh

Code to Cure: Transformar el descubrimiento de fármacos con inteligencia artificial

Manoj Ravsaheb Kadam
Madhuri Deshmukh

Code to Cure: Transformar el descubrimiento de fármacos con inteligencia artificial

ScienciaScripts

Imprint

Cover image: www.ingimage.com

This book is a translation from the original published under ISBN 978-3-659-90455-4.

Publisher:
Sciencia Scripts
is a trademark of
Dodo Books Indian Ocean Ltd. and OmniScriptum S.R.L publishing group

120 High Road, East Finchley, London, N2 9ED, United Kingdom
Str. Armeneasca 28/1, office 1, Chisinau MD-2012, Republic of Moldova, Europe
Managing Directors: Ieva Konstantinova, Victoria Ursu
info@omniscriptum.com

Printed at: see last page
ISBN: 978-620-8-40040-8

Code to Cure: Transformar el descubrimiento de fármacos con inteligencia artificial

Code to Cure: Transformar el descubrimiento de fármacos con inteligencia artificial

Autores: Dr. Manoj Ravsaheb Kadam

Dra. Madhuri Deshmukh

Sobre los autores

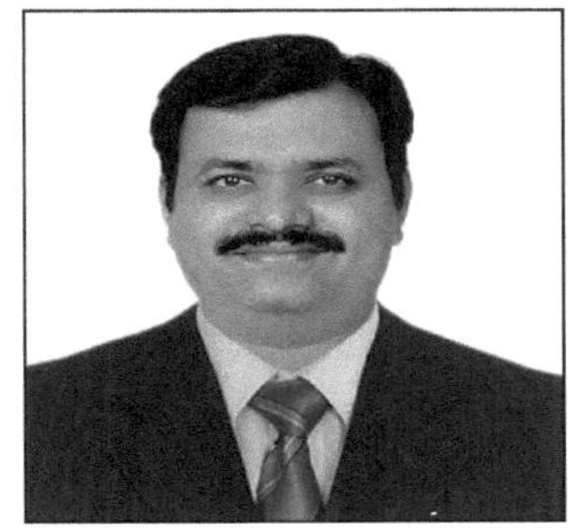

El Dr. Manoj Ravsaheb Kadam, distinguido empresario e innovador, es el primer galardonado con el Premio Nacional al Espíritu Empresarial del Gobierno de la India. Desde sus humildes comienzos como hijo de un agricultor, se ha convertido en un notable industrial y fundador de S V Group of Industries. Su empresa ha prestado servicios a más de 150 empresas farmacéuticas y químicas indias e internacionales de alto nivel, lo que demuestra sus logros en consultoría de ingeniería, procesamiento de alimentos, equipos de construcción, producción de películas e investigación y desarrollo.

Estudió Ingeniería Química y se especializó en diseño en prestigiosas instituciones como la Universidad Shivaji y UDCT, BAMU, Bharti Vidyapeeth Pune. El Dr. Kadam ha destacado constantemente en el ámbito académico. Su experiencia abarca el diseño y la gestión de proyectos, la administración de empresas internacionales, la producción cinematográfica y el procesado de alimentos. Después de trabajar en puestos de alto nivel a una edad temprana, optó por dejar un estilo de vida lujoso para crear su propia empresa, realizando importantes contribuciones al espíritu empresarial.

Sus libros publicados "Echoes of Entreprenurial Odessey : Field to fortune" y "Udyojkatecha Ransangram", consolidan sus amplios conocimientos en Entreprenurship, Industrias, Farmacéutica, investigación, desarrollo de productos, transferencia de tecnología y diseño de ingeniería, integrando la tecnología moderna con inestimables conocimientos. Además, ha publicado más de 5 artículos de investigación en revistas internacionales. Tiene una patente sobre el diseño de un dispensador de reactivos derivados para cromatografía en capa fina, lo que demuestra su experiencia en el campo de la investigación.

Más allá de sus logros profesionales, el Dr. Kadam está profundamente implicado en iniciativas educativas y de bienestar social. Participa activamente en talleres, cumbres y consejos, donde comparte su trayectoria, retos y estrategias para inspirar y capacitar a otros. Sus contribuciones a la investigación científica y la innovación son reconocidas a través de publicaciones en prestigiosas revistas nacionales e internacionales.

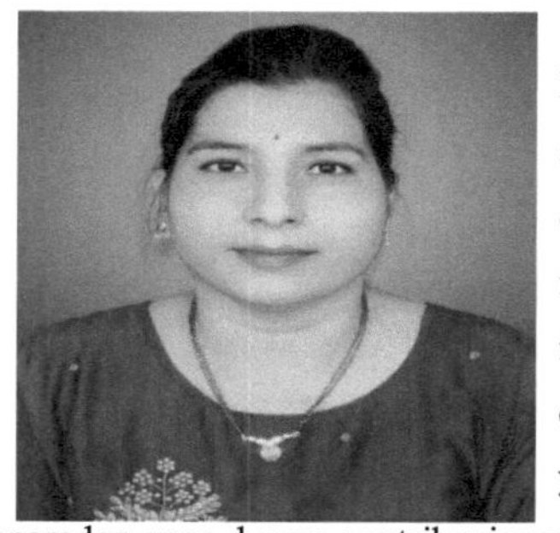

En este empeño, colabora con la Prof. Dra. Madhuri Deshmukh, doctora en Botánica y con amplia experiencia en el campo de la enseñanza. Juntos hacen hincapié en la importancia del aprendizaje continuo, la innovación y la responsabilidad social, con el objetivo de motivar a los empresarios en ciernes y fomentar una nueva generación de líderes preparados para hacer contribuciones significativas a la sociedad. Con su labor pionera, el Dr. Kadam sigue redefiniendo los límites del éxito e inspirando a otros para que alcancen sus sueños.

Índice

Capítulo 1

Introducción a la IA en el descubrimiento de fármacos

Comprender la inteligencia artificial

La Inteligencia Artificial (IA) se refiere al desarrollo de sistemas informáticos capaces de realizar tareas que normalmente requieren inteligencia humana. Estas tareas incluyen la resolución de problemas, la toma de decisiones, la comprensión del lenguaje natural, el reconocimiento de patrones, etc. La IA es un campo amplio que abarca varias subdisciplinas, cada una con sus metodologías y aplicaciones. El objetivo último de la IA es crear sistemas que puedan funcionar de forma autónoma, aprender de la experiencia y adaptarse a nuevas situaciones, imitando los procesos cognitivos humanos.

El concepto de inteligencia artificial lleva siglos intrigando a científicos, filósofos y tecnólogos. La idea de crear máquinas capaces de pensar y actuar como los humanos se remonta a antiguos mitos y leyendas, pero no fue hasta mediados del siglo XX cuando la IA empezó a tomar forma como disciplina científica. La IA como campo de estudio comenzó formalmente en 1956 en la Conferencia de Dartmouth, donde John McCarthy acuñó el término "inteligencia artificial". Las primeras investigaciones sobre IA se centraron en la IA simbólica, en la que el conocimiento humano se codificaba en ordenadores mediante símbolos y reglas formales. Programas como Logic Theorist y General Problem Solver fueron algunos de los primeros intentos de crear máquinas capaces de resolver problemas de forma lógica, imitando el razonamiento humano. Cuando los investigadores se dieron cuenta de las limitaciones de la IA simbólica, sobre todo a la hora de abordar problemas complejos del mundo real, la atención se desplazó hacia el aprendizaje automático (AM). El aprendizaje automático consiste en desarrollar algoritmos que permitan a las máquinas aprender de los datos en lugar de basarse únicamente en reglas preprogramadas. Durante este periodo se desarrollaron técnicas como los árboles de decisión, las redes neuronales y los algoritmos genéticos, que sentaron las bases de la IA moderna. El entusiasmo inicial por la IA se vio atenuado por el llamado "invierno de la IA", un periodo de reducción de la financiación y el interés por la investigación en IA. Las excesivas promesas iniciales sobre las capacidades de la IA llevaron a la decepción, ya que la tecnología tuvo dificultades para cumplir las expectativas. Sin embargo, durante este periodo se produjeron importantes avances en áreas como los sistemas expertos, que utilizaban la IA para reproducir la experiencia humana en ámbitos específicos.

El siglo XXI ha sido testigo del resurgimiento de la IA, impulsada por los avances en la potencia de cálculo, la disponibilidad de enormes cantidades de datos (big data) y los nuevos algoritmos, en particular el aprendizaje profundo. La IA está ahora integrada en numerosas aplicaciones, desde sistemas de reconocimiento de voz como Siri y Alexa hasta coches autoconducidos, diagnósticos sanitarios y sistemas de negociación financiera . La llegada de la IA ha transformado industrias y está a punto de seguir remodelando el mundo. La IA se compone de varios componentes y subcampos clave, cada uno de los cuales contribuye al objetivo más amplio de crear sistemas inteligentes. El aprendizaje automático (AM) es un subconjunto de la IA que se centra en el desarrollo de algoritmos que permiten a los ordenadores aprender de los datos y mejorar su rendimiento con el tiempo sin ser programados explícitamente. Los algoritmos de ML pueden clasificarse en tres tipos principales: aprendizaje supervisado, aprendizaje no supervisado y aprendizaje por refuerzo. El aprendizaje supervisado consiste en entrenar el algoritmo con datos etiquetados, de los que se conoce el resultado correcto. Aprende a asignar entradas a salidas encontrando patrones en los datos de entrenamiento. El aprendizaje no supervisado trabaja con datos no etiquetados, intentando encontrar estructuras o patrones ocultos. La agrupación y la reducción dimensional son técnicas comunes de aprendizaje no supervisado. El aprendizaje por refuerzo implica que el algoritmo aprende interactuando con un entorno y recibiendo información en forma de recompensas o penalizaciones, con el objetivo de maximizar las recompensas acumuladas a lo largo del tiempo. Este enfoque se utiliza habitualmente en robótica e IA de juegos.

Las redes neuronales son una tecnología fundacional de la IA, modelada a partir de la red de neuronas del cerebro humano. Están formadas por capas de nodos interconectados (neuronas) que procesan la información de forma jerárquica. El aprendizaje profundo se refiere a redes neuronales con muchas capas, lo que permite al sistema aprender patrones complejos en los datos. El aprendizaje profundo ha revolucionado campos como el reconocimiento de imágenes y del habla, el procesamiento del lenguaje natural y los sistemas autónomos. El procesamiento del lenguaje natural (PLN) es una rama de la IA que se centra en capacitar a las máquinas para comprender, interpretar y generar lenguaje humano. Esto implica tareas como la traducción de idiomas, el análisis de sentimientos, el resumen de textos y los chatbots. Los avances en PNL han permitido desarrollar modelos como el GPT-3, capaz de generar texto similar al humano y entablar conversaciones sofisticadas. La visión por ordenador es el campo de la IA que permite a las máquinas interpretar y comprender la información visual del mundo, como imágenes y vídeos. Entre sus aplicaciones se incluyen el reconocimiento facial, la detección de objetos, el análisis de imágenes médicas y los vehículos autónomos. El aprendizaje profundo ha hecho avanzar significativamente la visión por ordenador, permitiendo a las máquinas alcanzar una precisión casi humana en muchas tareas. La robótica es la intersección de la IA y la ingeniería, y se centra en el diseño y la construcción de máquinas inteligentes que pueden interactuar con el mundo físico. Los robots basados en IA se utilizan en diversos sectores, como la fabricación, la sanidad, la agricultura y la exploración espacial. Estos robots pueden realizar tareas que van desde sencillas operaciones en la cadena de montaje hasta complejas cirugías y exploración autónoma. Los sistemas expertos son programas de IA que emulan la capacidad de decisión de un experto humano en un campo concreto. Utilizan una base de conocimientos y un conjunto de reglas para analizar datos y ofrecer recomendaciones o soluciones. Los sistemas expertos fueron una de las primeras aplicaciones con éxito de la IA en sectores como la medicina, las finanzas y la ingeniería.

La IA es una tecnología versátil con aplicaciones en numerosos ámbitos. En sanidad, la IA está revolucionando este campo al mejorar los diagnósticos, personalizar los planes de tratamiento y acelerar el descubrimiento de fármacos. Los sistemas basados en IA pueden analizar imágenes médicas, predecir brotes de enfermedades y ayudar en cirugías robóticas. La medicina personalizada, impulsada por la IA, adapta los tratamientos a cada paciente en función de su composición genética y su historial médico. En el sector financiero, la IA se utiliza para la detección del fraude, el comercio algorítmico, la calificación crediticia y la planificación financiera personalizada. Los algoritmos de IA pueden analizar grandes cantidades de datos en tiempo real, detectar patrones y tomar decisiones con mayor rapidez y precisión que los humanos. En el comercio minorista, la IA mejora la experiencia del cliente al permitir recomendaciones personalizadas, optimizar la gestión del inventario y mejorar el servicio al cliente a través de chatbots y asistentes virtuales. Los minoristas utilizan la IA para analizar el comportamiento de los consumidores y predecir tendencias, lo que les ayuda a seguir siendo competitivos en un mercado que cambia rápidamente. La IA es la fuerza motriz de los vehículos autónomos, ya que les permite navegar, tomar decisiones e interactuar con su entorno sin intervención humana. Los coches autónomos utilizan la IA para tareas como la detección de objetos, la planificación de rutas y la toma de decisiones en tiempo real, lo que promete revolucionar el transporte. En la industria manufacturera, la IA se utiliza para el mantenimiento predictivo, el control de calidad y la optimización de procesos. Los robots y los sistemas de automatización basados en IA mejoran la eficiencia, reducen los costes y aumentan la productividad en las fábricas. La IA está transformando la industria del entretenimiento al permitir la creación de personajes virtuales realistas, generar música y arte y mejorar las experiencias de los videojuegos. Los algoritmos de IA también se utilizan para recomendar contenidos en plataformas como Netflix y Spotify, adaptando la experiencia del usuario a las preferencias individuales. La IA en la educación proporciona experiencias de aprendizaje personalizadas, automatiza tareas administrativas y mejora el compromiso de los estudiantes mediante sistemas de tutoría inteligente. Las plataformas impulsadas por la IA pueden adaptarse al ritmo de aprendizaje de cada estudiante, proporcionando apoyo específico cuando sea necesario. La IA contribuye a la sostenibilidad medioambiental optimizando el uso de la energía, vigilando los ecosistemas y prediciendo los efectos del cambio climático. Los modelos de IA se utilizan para analizar imágenes por satélite, rastrear la vida salvaje y desarrollar estrategias para reducir las emisiones de carbono.

Aunque la IA ofrece numerosas ventajas, también plantea importantes problemas éticos y sociales. Los sistemas de IA pueden perpetuar e incluso amplificar los sesgos existentes en los datos, dando lugar a resultados injustos. Por ejemplo, los algoritmos sesgados en la contratación o la justicia penal pueden afectar desproporcionadamente a determinados grupos. Garantizar la equidad y la transparencia en los sistemas de IA es crucial para prevenir la discriminación y la desigualdad. El uso generalizado de la IA en la vigilancia y el análisis de datos suscita preocupación por la privacidad y la posibilidad de usos indebidos. Los sistemas de vigilancia basados en IA pueden rastrear los movimientos y comportamientos de las personas, lo que conduce a una pérdida de privacidad y autonomía. La automatización de tareas a través de la IA amenaza con desplazar puestos de trabajo en varios sectores, en particular los que implican trabajo rutinario o manual. Si bien la IA crea nuevas oportunidades, también requiere la reconversión y mejora de las cualificaciones de la mano de obra para adaptarse a la evolución de los mercados de trabajo. El desarrollo de armas autónomas basadas en IA plantea importantes retos éticos, ya que estos sistemas pueden tomar decisiones de vida o muerte sin intervención humana. El potencial de uso indebido en la guerra y el riesgo de consecuencias imprevistas ponen de relieve la necesidad de una normativa estricta. A medida que los sistemas de IA se vuelven más complejos, garantizar la responsabilidad y la transparencia en sus procesos de toma de decisiones resulta cada vez más difícil. Es esencial establecer directrices claras para el uso ético de la IA y responsabilizar a los desarrolladores y usuarios de los resultados de los sistemas basados en IA.

El futuro de la inteligencia artificial es tan apasionante como incierto. A medida que siga evolucionando, sin duda transformará sectores, mejorará vidas y abordará algunos de los retos más acuciantes del mundo. Sin embargo, es crucial abordar el desarrollo de la IA con cautela, garantizando que las consideraciones éticas y las repercusiones sociales estén en primera línea de la innovación. La investigación en curso en áreas como la IA explicable, la computación cuántica y la IA general promete ampliar los límites de lo que la IA puede lograr. La IA explicable pretende hacer los sistemas de IA más transparentes y comprensibles, permitiendo a los humanos confiar en sus decisiones y verificarlas. La computación cuántica, por su parte, tiene el potencial de resolver problemas complejos que actualmente están fuera del alcance de los ordenadores clásicos, mejorando aún más las capacidades de la IA. El futuro de la IA está en la colaboración entre humanos y máquinas. En lugar de sustituir a los humanos, la IA aumentará las capacidades humanas, permitiéndonos resolver problemas de forma más eficaz y eficiente. La colaboración entre humanos e IA será esencial en campos como la medicina, la investigación y las industrias creativas, donde la combinación de la intuición humana y la capacidad analítica de la IA puede conducir a descubrimientos revolucionarios. A medida que la IA se generalice, serán necesarios marcos de gobernanza mundial para abordar las implicaciones éticas, jurídicas y sociales de la IA. La cooperación internacional será crucial para desarrollar normativas que promuevan el uso responsable de la IA y eviten al mismo tiempo su uso indebido. La IA tiene el potencial de impulsar el crecimiento económico y mejorar la calidad de vida en los países en desarrollo, abordando retos como el acceso a la sanidad, la educación y la agricultura. Sin embargo, es esencial garantizar que el desarrollo de la IA sea integrador y tenga en cuenta las necesidades y contextos de poblaciones diversas.

Evolución de la IA en sanidad y farmacia

La evolución de la Inteligencia Artificial (IA) en los sectores sanitario y farmacéutico es una historia de innovación, transformación y potencial. La IA ha reconfigurado progresivamente el panorama de estos sectores, impulsando avances en el diagnóstico, la planificación de tratamientos, el descubrimiento de fármacos y la atención al paciente. Desde sus humildes comienzos a mediados del siglo XX hasta su papel actual como piedra angular de la atención sanitaria y el desarrollo farmacéutico modernos, la trayectoria de la IA está marcada tanto por logros pioneros como por retos importantes.

- ✓ **Primeros pasos y fundamentos teóricos**

El concepto de IA se remonta a los años 50. Pioneros como Alan Turing sentaron las bases de lo que acabaría convirtiéndose en una de las tecnologías más transformadoras del siglo XXI. El objetivo inicial de la investigación en IA era crear máquinas capaces de imitar la inteligencia humana. Estos primeros trabajos incluyeron el desarrollo de algoritmos que podían realizar tareas como la resolución de problemas y la toma de decisiones, aunque de forma muy limitada y basada en reglas.

En el ámbito de la sanidad, las primeras aplicaciones de la IA eran en gran medida teóricas, y los investigadores exploraban cómo los ordenadores podían ayudar en la toma de decisiones médicas. Uno de los primeros ejemplos notables fue el desarrollo de sistemas expertos en los años setenta y ochenta. Estos sistemas, como MYCIN, se diseñaron para imitar la capacidad de toma de decisiones de los expertos humanos. MYCIN, por ejemplo, era un sistema experto desarrollado para diagnosticar infecciones bacterianas y recomendar los antibióticos adecuados. Aunque MYCIN nunca llegó a aplicarse en la práctica clínica por las dudas que suscitaban su precisión y complejidad, demostró el potencial de la IA para ayudar a los profesionales sanitarios.

- ✓ **El auge del aprendizaje automático y sus primeras aplicaciones en sanidad**

A medida que avanzaba la investigación en IA, se hicieron evidentes las limitaciones de los primeros sistemas basados en reglas, lo que condujo al auge del aprendizaje automático (machine learning, ML) en las décadas de 1980 y 1990. A diferencia de la IA basada en reglas, que se basa en reglas y lógica predefinidas, el aprendizaje automático permite a los ordenadores aprender de los datos. Este cambio de paradigma permitió desarrollar sistemas de IA más sofisticados, capaces de mejorar su rendimiento con el tiempo a medida que se exponían a más datos.

En el ámbito de la sanidad, el aprendizaje automático abrió nuevas posibilidades para el análisis de datos médicos, dando lugar a las primeras aplicaciones en áreas como la imagen médica, el diagnóstico y el análisis predictivo. Por ejemplo, se desarrollaron algoritmos de ML para analizar imágenes radiológicas, ayudando a los radiólogos a identificar patrones que pudieran indicar enfermedades como el cáncer. Estos primeros modelos de ML eran relativamente sencillos para los estándares actuales, pero supusieron un importante paso adelante en la aplicación de la IA a los retos sanitarios del mundo real.

En el sector farmacéutico, el impacto de la IA fue inicialmente menos pronunciado, ya que la industria era más lenta a la hora de adoptar nuevas tecnologías en comparación con la sanidad. Sin embargo, el potencial de la IA para agilizar los procesos de descubrimiento de fármacos y reducir el tiempo y el coste de su comercialización empezó a llamar la atención. Los primeros esfuerzos se centraron en el uso de la IA para predecir las propiedades de los compuestos químicos, ayudando a identificar posibles fármacos candidatos.

- ✓ **La llegada de los macrodatos y la proliferación de aplicaciones de IA**

El siglo XXI trajo consigo una confluencia de factores que acelerarían la adopción de la IA en los sectores sanitario y farmacéutico. La explosión de datos digitales, los avances en potencia informática y el desarrollo de sofisticados algoritmos de aprendizaje automático se combinaron para crear un entorno fértil para la innovación en IA. En esta época surgieron los macrodatos, y los sectores sanitario y farmacéutico generaron enormes cantidades de datos procedentes de historias clínicas electrónicas (HCE), secuenciación genómica, imágenes médicas, ensayos clínicos y otras fuentes.

La capacidad de la IA para procesar y analizar grandes conjuntos de datos con rapidez y precisión cambió las reglas del juego. En el sector sanitario, las aplicaciones de la IA se expandieron rápidamente y los modelos de aprendizaje automático se utilizaron para todo, desde predecir los resultados de los pacientes hasta personalizar los planes de tratamiento. Los diagnósticos basados en IA, como IBM Watson Health, empezaron a aparecer en los titulares de por su capacidad para analizar historiales médicos y ofrecer recomendaciones de tratamiento basadas en pruebas. En radiología, los algoritmos de IA lograron una notable precisión en la interpretación de imágenes médicas, superando a veces a los radiólogos humanos en la detección de determinadas afecciones.

En la industria farmacéutica, la IA empezó a desempeñar un papel más destacado en el descubrimiento y desarrollo de fármacos. Se emplearon modelos de aprendizaje automático para analizar compuestos químicos, predecir sus interacciones con dianas biológicas e identificar fármacos candidatos prometedores. El cribado virtual basado en IA, que utiliza métodos computacionales para evaluar la eficacia potencial de grandes bibliotecas de compuestos, se convirtió en una herramienta clave en las primeras fases del descubrimiento de fármacos. Este enfoque no sólo aceleró la identificación de posibles fármacos, sino que también redujo la necesidad de realizar experimentos de laboratorio costosos y lentos.

✓ **IA en medicina personalizada y genómica**

Uno de los avances más significativos en la evolución de la IA en la atención sanitaria ha sido su aplicación a la medicina personalizada. La medicina personalizada, también conocida como medicina de precisión, pretende adaptar los tratamientos a cada paciente en función de sus factores genéticos, ambientales y de estilo de vida. La llegada de las tecnologías de secuenciación genómica ha generado enormes cantidades de datos genéticos, que la IA está especialmente preparada para analizar.

La IA se ha hecho indispensable en genómica, donde se utiliza para analizar secuencias de ADN, identificar mutaciones genéticas asociadas a enfermedades y predecir la respuesta de los pacientes a los tratamientos. Por ejemplo, los algoritmos de IA pueden analizar los perfiles genéticos de pacientes con cáncer para identificar las mutaciones que provocan sus tumores. Esta información puede utilizarse entonces para seleccionar terapias dirigidas que tengan más probabilidades de ser eficaces para esas mutaciones específicas, lo que se traduce en mejores resultados y menos efectos secundarios.

En la industria farmacéutica, la IA también se utiliza para desarrollar fármacos adaptados a perfiles genéticos específicos. Este enfoque, conocido como farmacogenómica, consiste en utilizar la IA para predecir cómo afectarán las distintas variantes genéticas a la respuesta de un paciente a un medicamento. Al incorporar datos genéticos al desarrollo de fármacos, las empresas farmacéuticas pueden crear tratamientos más eficaces y personalizados, reduciendo el método de ensayo y error asociado tradicionalmente a la prescripción de medicamentos.

✓ Integración de la IA en los ensayos clínicos

Otro ámbito crítico en el que la IA ha avanzado mucho es el de los ensayos clínicos, una fase crucial en el desarrollo de nuevos fármacos. Los ensayos clínicos son notoriamente caros y largos, con un alto riesgo de fracaso. La IA se está utilizando para optimizar varios aspectos del proceso de los ensayos clínicos, desde el reclutamiento de pacientes hasta el análisis de datos.

Uno de los mayores retos de los ensayos clínicos es reclutar suficientes pacientes aptos. La IA puede analizar los historiales médicos electrónicos y otras fuentes de datos para identificar a los pacientes que cumplen los criterios de un ensayo, lo que acelera el proceso de reclutamiento y garantiza que los ensayos se lleven a cabo de forma más eficiente. La IA también puede utilizarse para diseñar ensayos clínicos adaptativos, en los que el diseño del ensayo se modifica en función de los resultados provisionales. Este enfoque permite a los investigadores identificar los tratamientos más eficaces con mayor rapidez, reduciendo potencialmente el tiempo y el coste de comercialización de un nuevo fármaco.

La IA también está mejorando el análisis de los datos de los ensayos clínicos. Los métodos estadísticos tradicionales pueden tener dificultades para identificar patrones y relaciones complejas en los datos, sobre todo cuando se trata de grandes conjuntos de datos. Los algoritmos de IA, en particular los basados en el aprendizaje automático, pueden analizar los datos de los ensayos clínicos de forma más exhaustiva, identificando correlaciones y tendencias sutiles que podrían no ser evidentes con los métodos tradicionales. Esto puede conducir a predicciones más precisas de la eficacia y seguridad de un fármaco, ayudando a identificar posibles problemas en una fase más temprana del proceso y reduciendo el riesgo de fracasos en las últimas etapas.

✓ Tendencias actuales y futuro de la IA en sanidad y farmacia

El panorama actual de la IA en la atención sanitaria y la industria farmacéutica se caracteriza por la rápida innovación y la expansión de las aplicaciones. La IA se está integrando cada vez más en los sistemas sanitarios y en los procesos farmacéuticos, con la aparición periódica de nuevas herramientas y tecnologías.

Una de las tendencias más interesantes es el uso de la IA en la reutilización de fármacos, en la que los medicamentos existentes se evalúan para nuevos usos terapéuticos. Este enfoque ha sido objeto de especial atención durante la pandemia de COVID-19, en la que se utilizó la IA para identificar fármacos existentes que pudieran reutilizarse para tratar el virus. Al analizar grandes cantidades de datos sobre interacciones entre fármacos, la IA puede identificar nuevos usos potenciales para fármacos existentes con mayor rapidez y eficacia que los métodos tradicionales.

En la atención sanitaria, la IA también desempeña un papel cada vez más importante en la telemedicina y la monitorización remota de pacientes. La pandemia de COVID-19 aceleró la adopción de la telemedicina, y la IA está mejorando estos servicios proporcionando herramientas para el diagnóstico a distancia, el triaje de pacientes y las recomendaciones de tratamiento. También se están utilizando chatbots y asistentes virtuales basados en IA para proporcionar información y apoyo a los pacientes, lo que reduce la carga de trabajo de los profesionales sanitarios y mejora el acceso de los pacientes a la atención sanitaria.

De cara al futuro, la IA en los sectores sanitario y farmacéutico es increíblemente prometedora. A medida que las tecnologías de IA sigan evolucionando, es probable que su integración en estos sectores sea aún más fluida e impactante. En la atención sanitaria, la IA tiene el potencial de revolucionar la atención al paciente, haciéndola más personalizada, eficiente y accesible. En el sector farmacéutico, la IA seguirá impulsando innovaciones en el descubrimiento, el desarrollo y los ensayos clínicos de fármacos, reduciendo potencialmente el tiempo y el coste de comercialización de nuevos medicamentos.

Sin embargo, el éxito de la integración de la IA en los sectores sanitario y farmacéutico exigirá una colaboración continua entre las partes interesadas, incluidos los proveedores de atención sanitaria, las empresas farmacéuticas, los organismos reguladores y los desarrolladores de IA. También será necesario prestar una atención constante a las implicaciones éticas, jurídicas y sociales de la IA en estos sectores. Garantizar que los sistemas de IA sean transparentes, responsables y libres de prejuicios es fundamental para generar confianza y maximizar los beneficios de estas tecnologías.

El matrimonio entre la IA y el descubrimiento de fármacos

La convergencia de la Inteligencia Artificial (IA) y el descubrimiento de fármacos es uno de los avances más apasionantes y transformadores de la industria farmacéutica. Esta unión de técnicas computacionales avanzadas con los procesos tradicionales de descubrimiento de fármacos tiene el potencial de revolucionar la forma en que desarrollamos nuevas terapias, haciendo que el proceso sea más rápido, más eficiente y más eficaz. A medida que el panorama sanitario mundial se enfrenta a retos cada vez más complejos, desde las enfermedades emergentes hasta la creciente resistencia de los patógenos a los fármacos existentes, la IA ofrece potentes herramientas para abordar estos problemas. Esta sinergia entre la IA y el descubrimiento de fármacos está a punto de cambiar la faz de la medicina, conduciendo al desarrollo de nuevos tratamientos personalizados y precisos.

✓ ***Entender el descubrimiento de fármacos: Una empresa compleja y costosa***

El descubrimiento de fármacos es el proceso mediante el cual se descubren nuevos candidatos a medicamentos. Históricamente, este proceso ha sido largo, costoso y complejo, y a menudo ha llevado más de una década y miles de millones de dólares sacar un nuevo fármaco al mercado. El proceso tradicional de descubrimiento de fármacos comprende varias etapas clave: identificación de dianas, descubrimiento de éxitos, optimización de pistas, pruebas preclínicas y ensayos clínicos. Cada una de estas etapas requiere una importante inversión de tiempo y recursos, con un alto riesgo de fracaso en cada una de ellas.

Uno de los mayores retos del descubrimiento tradicional de fármacos es el enorme volumen de posibles candidatos y la necesidad de analizar su eficacia y seguridad. Identificar un compuesto prometedor entre millones de posibilidades es como encontrar una aguja en un pajar. Además, incluso cuando se identifica un candidato prometedor, no hay garantía de que sea eficaz en humanos o de que supere las rigurosas pruebas exigidas por los organismos reguladores.

✓ **El papel de la IA en la revolución del descubrimiento de fármacos**

La IA tiene el potencial de transformar el descubrimiento de fármacos abordando muchos de los retos inherentes al proceso tradicional. Al aprovechar los algoritmos de aprendizaje automático, el análisis de macrodatos y los modelos computacionales avanzados, la IA puede acelerar la identificación de posibles fármacos candidatos, predecir su eficacia y seguridad y optimizar el proceso de desarrollo de fármacos.

Una de las áreas clave en las que la IA está teniendo un impacto significativo es en las primeras fases del descubrimiento de fármacos, especialmente en la identificación y validación de dianas. La identificación de dianas consiste en encontrar la diana biológica adecuada (como una proteína o un gen) asociada a una enfermedad. Tradicionalmente, este proceso se ha llevado a cabo mediante una combinación de métodos experimentales y conocimientos de expertos. Sin embargo, la IA puede analizar grandes cantidades de datos biológicos, incluidos datos genómicos, proteómicos y metabolómicos, para identificar posibles dianas con mayor precisión y rapidez. La IA también puede predecir cómo interactuará un fármaco con una diana, lo que ayuda a los investigadores a centrarse en los candidatos más prometedores.

✓ **Diseño y optimización de fármacos basados en IA**

Más allá de la identificación de dianas, la IA también está transformando el diseño y la optimización de fármacos. Una vez identificada una diana, el siguiente paso es diseñar un fármaco que pueda interactuar eficazmente con esa diana . Se trata de encontrar moléculas capaces de unirse a la diana y modular su actividad de forma que produzca el efecto terapéutico deseado. Tradicionalmente, esto se ha hecho mediante una combinación de síntesis química y pruebas de ensayo y error. Sin embargo, la IA puede agilizar considerablemente este proceso al predecir las relaciones estructura-actividad (SAR) de distintas moléculas, lo que permite a los investigadores diseñar fármacos más eficaces con menos iteraciones.

Por ejemplo, los algoritmos de IA pueden utilizarse para modelizar la estructura tridimensional de una proteína diana y predecir cómo interactuarán con ella distintas moléculas. Esta información puede utilizarse para diseñar moléculas que tengan más probabilidades de unirse a la diana y producir el efecto deseado. La IA también puede optimizar las propiedades farmacocinéticas y farmacodinámicas de un fármaco, como sus características de absorción, distribución, metabolismo y excreción (ADME). Al predecir cómo se comportará un fármaco en el organismo, la IA puede ayudar a los investigadores a diseñar medicamentos más eficaces y con menos efectos secundarios.

- ✓ **Cribado virtual e IA en la reorientación de fármacos**

Otro ámbito en el que la IA está teniendo un impacto significativo es el cribado virtual, un proceso que implica el uso de simulaciones por ordenador para identificar posibles fármacos candidatos a partir de grandes bibliotecas de compuestos. Los métodos tradicionales de cribado pueden ser largos y costosos, ya que requieren el ensayo físico de miles o incluso millones de compuestos. En cambio, el cribado virtual basado en la IA permite analizar rápidamente vastas bibliotecas de compuestos e identificar los que tienen más probabilidades de ser eficaces contra una diana determinada. Este enfoque no sólo ahorra tiempo y recursos, sino que también abre la posibilidad de identificar nuevos usos para los fármacos existentes, un proceso conocido como reutilización de fármacos.

La reutilización de fármacos es un área cada vez más importante del descubrimiento de medicamentos, sobre todo en el contexto de las enfermedades emergentes y la necesidad de desarrollar rápidamente nuevos tratamientos. La IA puede analizar los fármacos existentes y predecir su eficacia potencial frente a nuevas dianas, identificando candidatos para su reutilización que, de otro modo, podrían pasarse por alto. Este enfoque ya ha dado lugar a varios éxitos, entre ellos la identificación de fármacos existentes que pueden reconvertirse para tratar la COVID-19.

- ✓ **La IA en los ensayos clínicos: Mejora de la eficiencia y reducción de costes**

Los ensayos clínicos son una de las fases más largas y costosas del desarrollo de un fármaco. También son una fase crítica en la que fracasan muchos candidatos a fármacos. La IA tiene el potencial de revolucionar los ensayos clínicos mejorando la captación de pacientes, optimizando el diseño de los ensayos y mejorando el análisis de datos.

Uno de los retos de los ensayos clínicos es reclutar un número suficiente de pacientes aptos. La IA puede ayudar analizando los historiales médicos electrónicos y otras fuentes de datos para identificar a los pacientes que cumplen los criterios de un ensayo. Esto puede acelerar el proceso de reclutamiento y garantizar que los ensayos se lleven a cabo de forma más eficiente. La IA también puede utilizarse para diseñar ensayos clínicos adaptativos, en los que el diseño del ensayo se modifica en función de los resultados provisionales. Esto puede ayudar a identificar más rápidamente los tratamientos más eficaces y reducir el tiempo y el coste de comercialización de un nuevo fármaco.

Además, la IA puede mejorar el análisis de los datos de los ensayos clínicos, identificando patrones y correlaciones que podrían no ser evidentes con los métodos estadísticos tradicionales. Esto puede conducir a predicciones más precisas de la eficacia y seguridad de un fármaco, ayudando a identificar posibles problemas en una fase más temprana del proceso y reduciendo el riesgo de fracasos en las últimas fases.

- ✓ **Consideraciones éticas y retos del descubrimiento de fármacos basado en la IA**

Aunque la unión de la IA y el descubrimiento de fármacos ofrece un enorme potencial, también plantea varias consideraciones y retos éticos. Una de las principales preocupaciones es la posibilidad de sesgo en los algoritmos de IA. Los sistemas de IA son tan buenos como los datos con los que se entrenan, y si esos datos están sesgados, los resultados pueden ser sesgados. Por ejemplo, si un sistema de IA se entrena con datos que proceden predominantemente de una población específica, puede que no funcione tan bien cuando se aplique a otras poblaciones. Esto puede dar lugar a disparidades en el desarrollo de fármacos y en los resultados de la atención sanitaria, exacerbando las desigualdades existentes.

Otra preocupación ética es la transparencia de los algoritmos de IA. Los sistemas de IA, en particular los basados en el aprendizaje profundo, pueden ser complejos y difíciles de interpretar. Esta naturaleza de "caja negra" de la IA puede dificultar la comprensión de cómo se toman las decisiones, lo que es particularmente importante en el contexto del descubrimiento de fármacos, donde las decisiones pueden tener consecuencias de vida o muerte. Garantizar que los sistemas de IA sean transparentes y explicables es fundamental para generar confianza en estas tecnologías y garantizar que se utilicen de forma responsable.

El uso de la IA en el descubrimiento de fármacos también plantea problemas normativos. Los organismos reguladores, como la Administración de Alimentos y Medicamentos de Estados Unidos (FDA), se han basado tradicionalmente en métodos y normas de datos bien establecidos para aprobar nuevos fármacos. La integración de la IA en este proceso requiere nuevos marcos reguladores que puedan adaptarse a las características únicas de los enfoques basados en la IA. Esto incluye garantizar que los sistemas de IA se prueben y validen rigurosamente, que los datos utilizados para entrenar estos sistemas sean de alta calidad y que existan directrices claras sobre cómo deben interpretarse y utilizarse los resultados generados por la IA.

✓ **El futuro de la IA en el descubrimiento de fármacos**

El futuro de la IA en el descubrimiento de fármacos es increíblemente prometedor. A medida que las tecnologías de IA sigan avanzando, es probable que su integración en el proceso de descubrimiento de fármacos sea aún más fluida e impactante. En los próximos años, cabe esperar que la IA desempeñe un papel aún más importante en la medicina personalizada, en la que los tratamientos se adaptan a los perfiles genéticos y moleculares de cada paciente. La IA también seguirá impulsando innovaciones en la reutilización de fármacos, permitiendo la rápida identificación de nuevos usos para medicamentos existentes y acortando potencialmente el tiempo de comercialización de nuevos tratamientos.

Además, la combinación de la IA con otras tecnologías emergentes, como la computación cuántica y el blockchain, podría acelerar aún más el descubrimiento de fármacos. La computación cuántica, con su capacidad para procesar ingentes cantidades de datos y resolver problemas complejos a velocidades sin precedentes, podría mejorar las capacidades de la IA para modelizar y predecir las interacciones entre fármacos y dianas. Por otra parte, la tecnología Blockchain podría proporcionar una forma segura y transparente de gestionar y compartir las ingentes cantidades de datos generados durante el descubrimiento de fármacos, garantizando el mantenimiento de la integridad de los datos y la agilización de las colaboraciones entre las distintas partes interesadas.

Sin embargo, el éxito de la integración de la IA en el descubrimiento de fármacos exigirá una colaboración continua entre la industria farmacéutica, el mundo académico, los organismos reguladores y los desarrolladores de IA. También requerirá un enfoque continuo para abordar las implicaciones éticas, legales y sociales de la IA en este contexto. Trabajando juntos, estas partes interesadas pueden garantizar que se obtengan los beneficios de la IA al tiempo que se minimizan los riesgos potenciales.

Capítulo 2

Fundamentos del descubrimiento de fármacos

Ciclo de vida del desarrollo de fármacos

El ciclo de vida del desarrollo de fármacos es un proceso muy complejo y de múltiples etapas que sustenta la creación de nuevas terapias farmacéuticas. Este ciclo de vida, que suele durar más de una década, implica una inversión financiera sustancial, que a menudo supera los miles de millones de dólares, y conlleva una cantidad significativa de riesgo e incertidumbre. El éxito del desarrollo de un nuevo fármaco, desde su descubrimiento inicial hasta su aprobación en el mercado, requiere la integración de diversas disciplinas científicas, el cumplimiento de la normativa y la realización de pruebas rigurosas. Comprender el ciclo de vida del desarrollo de un fármaco es esencial para apreciar las complejidades que entraña la comercialización de un nuevo medicamento, así como los retos y las innovaciones que pueden influir en cada etapa.

1. Identificación y validación de objetivos

La fase inicial del ciclo de desarrollo de un fármaco es la identificación y validación de una diana biológica. Una diana suele ser una molécula, como una proteína, un gen o un ARN, que interviene en el proceso de una enfermedad. El objetivo fundamental en esta fase es identificar una diana que pueda ser modulada por un fármaco para producir un efecto terapéutico. Este proceso suele comenzar con un conocimiento profundo de la biología de la enfermedad, incluidas las vías y los mecanismos que intervienen en su progresión.

La identificación de dianas implica el empleo de diversas técnicas, como la genómica, la proteómica, la transcriptómica y la bioinformática, para descubrir posibles dianas. La genómica consiste en estudiar la secuencia de ADN y los patrones de expresión génica que pueden estar implicados en una enfermedad, mientras que la proteómica se centra en la estructura y función de las proteínas, que suelen ser las dianas directas de los fármacos. La transcriptómica examina los transcritos de ARN producidos por los genes y ofrece información sobre su actividad. La bioinformática utiliza herramientas informáticas para integrar y analizar los datos de estas diversas disciplinas, lo que ayuda a identificar nuevas dianas.

Una vez identificada una diana potencial, hay que validarla. La validación es un proceso crítico que implica demostrar que la modulación de la diana con un fármaco tendrá realmente el efecto terapéutico deseado. Este proceso de validación suele incluir una combinación de estudios in vitro (tubos de ensayo o placas de cultivo) e in vivo (animales o humanos). Los estudios in vitro permiten comprobar de forma controlada las interacciones entre el fármaco y la diana en un laboratorio, mientras que los estudios in vivo permiten comprender cómo la interacción entre el fármaco y la diana afecta a la enfermedad en un organismo vivo. La validación satisfactoria de la diana es un hito clave que confirma su relevancia biológica y justifica nuevas inversiones en el desarrollo de fármacos.

2. Descubrimiento de éxitos e identificación de pistas

Tras la identificación y validación de la diana, la siguiente fase del ciclo de desarrollo de un fármaco es el descubrimiento de la diana, que consiste en encontrar compuestos químicos que interactúen con la diana de la forma deseada. Este proceso suele llevarse a cabo mediante el cribado de alto rendimiento (HTS), en el que se prueban grandes bibliotecas de compuestos químicos para determinar su capacidad de unirse a la diana o modularla. El HTS es una potente técnica que aprovecha los sistemas robóticos automatizados, los métodos de detección sensibles y el análisis computacional de datos para analizar de miles a millones de compuestos de forma eficaz.

Los "hits" se definen como compuestos que muestran actividad contra la diana y se consideran posibles puntos de partida para el desarrollo de fármacos. Sin embargo, no todos ellos son adecuados para el desarrollo posterior. Estos compuestos deben someterse a un proceso de selección en el que se evalúa su potencia, selectividad y propiedades farmacológicas. Esta evaluación suele incluir ensayos secundarios, análisis de la relación estructura-actividad (SAR) y perfiles ADMET (absorción, distribución, metabolismo, excreción y toxicidad) para identificar los compuestos más prometedores.

Una vez identificados los "hits" prometedores, se pasa a la identificación de los "leads". Estos compuestos son los que presentan características favorables, como mayor potencia, mejor selectividad y mejores propiedades ADMET que los resultados iniciales. Este proceso implica sintetizar y probar varios análogos de los compuestos seleccionados para optimizar sus interacciones con la diana. El objetivo es seleccionar compuestos con potencial para convertirse en fármacos candidatos viables, es decir, que reúnan las características necesarias para su posterior desarrollo, como eficacia, seguridad y farmacocinética favorable.

3. Optimización del liderazgo

La optimización de los compuestos principales es una fase crucial del ciclo de desarrollo de fármacos que consiste en perfeccionarlos para mejorar sus propiedades generales. Esta fase es esencial para transformar un compuesto prometedor en un fármaco candidato viable que pueda pasar a los ensayos clínicos. La optimización implica introducir modificaciones sistemáticas en la estructura química de los compuestos principales para mejorar su eficacia, reducir los posibles efectos secundarios y optimizar la farmacocinética y la farmacodinámica.

La farmacocinética (PK) se refiere al modo en que el fármaco se absorbe, distribuye, metaboliza y excreta en el organismo, mientras que la farmacodinámica (PD) se refiere a los efectos biológicos del fármaco en el organismo y a su mecanismo de acción. Durante el proceso de optimización, los investigadores tratan de mejorar estas propiedades para garantizar que el fármaco sea eficaz ( ) y seguro. Este proceso suele implicar ciclos iterativos de síntesis, pruebas biológicas y modelización computacional. Se utilizan técnicas avanzadas de modelización molecular, como los modelos de relación cuantitativa estructura-actividad (QSAR) y las simulaciones de acoplamiento molecular, para predecir cómo afectarán los cambios en la estructura química a la interacción del compuesto con la diana y a su comportamiento en el organismo.

Además, la optimización debe tener en cuenta la solubilidad, estabilidad y biodisponibilidad oral del compuesto, que son factores críticos para garantizar que el fármaco pueda formularse en una forma farmacéutica adecuada. El proceso de optimización también implica minimizar los efectos no deseados, es decir, las interacciones con moléculas distintas de la diana prevista que pueden provocar efectos secundarios no deseados.

Una optimización satisfactoria de las pistas conduce a la selección de uno o varios compuestos optimizados que presenten un equilibrio entre eficacia, seguridad y propiedades similares a las de un fármaco. Estos compuestos optimizados se someten a pruebas preclínicas, en las que se evalúa su potencial como candidatos a fármacos.

4. Pruebas preclínicas

Las pruebas preclínicas son una fase crítica en el ciclo de vida del desarrollo de fármacos que implica amplios estudios de laboratorio y con animales para evaluar la seguridad, eficacia y farmacocinética de los compuestos principales optimizados. El objetivo principal de las pruebas preclínicas es reunir datos suficientes para respaldar el inicio de ensayos clínicos en humanos. Los estudios preclínicos están diseñados para identificar cualquier riesgo potencial asociado al fármaco candidato y establecer una dosis inicial adecuada para los ensayos clínicos.

Las pruebas preclínicas suelen incluir varios componentes clave:

- **Estudios toxicológicos:** Estos estudios se realizan para evaluar los posibles efectos tóxicos del fármaco candidato. Los estudios toxicológicos evalúan la toxicidad aguda y crónica, lo que implica determinar los efectos de dosis únicas y repetidas del fármaco a lo largo del tiempo. Estos estudios ayudan a identificar cualquier efecto adverso en órganos vitales, como el hígado, los riñones, el corazón y el sistema nervioso. Los estudios toxicológicos también evalúan el potencial del fármaco para causar genotoxicidad (daño al material genético), carcinogenicidad (potencial cancerígeno) y toxicidad reproductiva.
- **Estudios farmacocinéticos:** Estos estudios se realizan para comprender cómo se absorbe, distribuye, metaboliza y excreta el fármaco en el organismo. Los estudios farmacocinéticos proporcionan información fundamental sobre la biodisponibilidad del fármaco (la proporción del fármaco que llega a la circulación sistémica), la semivida (el tiempo que tarda la concentración del fármaco en reducirse a la mitad) y las vías de eliminación. Estos datos son esenciales para determinar el régimen de dosificación y la frecuencia de administración en los ensayos clínicos.
- **Estudios de eficacia:** Estos estudios se realizan para evaluar el potencial terapéutico del fármaco en modelos animales relevantes de la enfermedad. Los estudios de eficacia ayudan a determinar la dosis óptima y la pauta de tratamiento necesaria para lograr el efecto terapéutico deseado. Estos estudios también proporcionan información sobre el mecanismo de acción del fármaco y su potencial para mejorar los resultados de la enfermedad.
- **Estudios farmacológicos de seguridad:** Estos estudios están diseñados para evaluar los efectos potenciales del fármaco sobre funciones fisiológicas críticas, como la función cardiovascular, respiratoria y del sistema nervioso central. Los estudios farmacológicos de seguridad ayudan a identificar cualquier efecto adverso que pueda suponer un riesgo para la seguridad humana.

Los datos generados durante las pruebas preclínicas se utilizan para elaborar una solicitud de nuevo fármaco en fase de investigación (IND), que se presenta a las autoridades reguladoras para que aprueben el inicio de los ensayos clínicos en humanos.

5. Solicitud de nuevo medicamento en investigación (IND)

Antes de que un candidato a fármaco pueda probarse en seres humanos, el promotor (normalmente una empresa farmacéutica o una institución de investigación) debe presentar una solicitud de nuevo fármaco en fase de investigación (IND) a las autoridades reguladoras, como la Administración de Alimentos y Medicamentos de EE.UU. (FDA), la Agencia Europea de Medicamentos (EMA) u otras agencias reguladoras nacionales. La solicitud de IND es un documento exhaustivo que incluye todos los datos de los estudios preclínicos, junto con información detallada sobre la composición química del fármaco, el proceso de fabricación, la formulación y los protocolos de ensayo clínico propuestos.

El propósito de la solicitud IND es demostrar que el fármaco candidato es lo suficientemente seguro como para ser probado en humanos y que los ensayos clínicos propuestos son científicamente sólidos y éticamente justificados. La solicitud IND incluye los siguientes componentes clave:

- **Datos preclínicos:** Resumen de los resultados de las pruebas preclínicas, incluidos los estudios de toxicología, farmacocinética, eficacia y farmacología de seguridad. Estos datos se utilizan para fundamentar los ensayos en humanos y determinar la dosis inicial adecuada para los ensayos clínicos.
- **Información sobre la fabricación:** Información detallada sobre el proceso de fabricación del medicamento, incluidos los métodos utilizados para sintetizar y purificar el medicamento, las especificaciones de las materias primas y los productos finales, y las medidas de control de calidad establecidas para garantizar la coherencia y la pureza.
- **Protocolos clínicos:** Una descripción de los protocolos de ensayo clínico propuestos, incluidos el diseño del estudio, los objetivos, los criterios de valoración, los criterios de inclusión y exclusión de los participantes, el régimen de dosificación y los procedimientos de control de la seguridad. Los protocolos clínicos también deben describir las consideraciones éticas y el proceso de consentimiento informado para los participantes en el ensayo.
- **Información sobre los investigadores:** Información sobre las cualificaciones y experiencia de los investigadores que llevarán a cabo los ensayos clínicos, así como detalles sobre los centros de ensayos clínicos.

La agencia reguladora revisa la solicitud de IND para asegurarse de que los ensayos clínicos propuestos están diseñados para proteger la seguridad y los derechos de los participantes, al tiempo que generan datos científicamente válidos. Si se aprueba el

IND, el promotor puede iniciar los ensayos clínicos en humanos, lo que marca un hito importante en el ciclo de vida del desarrollo de un fármaco.

6. Ensayos clínicos

Los ensayos clínicos son la piedra angular del ciclo de vida del desarrollo de fármacos, ya que aportan las pruebas necesarias para determinar si un candidato a fármaco es seguro y eficaz para el uso humano. Los ensayos clínicos se llevan a cabo en varias fases, cada una de ellas diseñada para responder a preguntas específicas sobre la seguridad, eficacia, farmacocinética y uso óptimo del fármaco. Los datos generados durante los ensayos clínicos son fundamentales para la aprobación reglamentaria y la entrada en el mercado.

- **Ensayos clínicos de fase I:** En la primera fase de los ensayos clínicos participa un pequeño grupo de voluntarios sanos o pacientes, normalmente entre 20 y 100 participantes. El objetivo principal de los ensayos de fase I es evaluar la seguridad, tolerabilidad y farmacocinética del fármaco en humanos. Los investigadores vigilan de cerca a los participantes para detectar cualquier efecto adverso y determinar el intervalo de dosis adecuado para las pruebas posteriores. Los ensayos de fase I suelen utilizar un diseño de escalado de dosis, en el que los participantes reciben dosis crecientes del fármaco para identificar la dosis máxima tolerada (DMT). Los datos de los ensayos de fase I proporcionan información valiosa sobre el comportamiento del fármaco en el cuerpo humano y sus posibles riesgos.
- **Ensayos clínicos de fase II:** Si los ensayos de fase I tienen éxito, el candidato a fármaco pasa a los ensayos de fase II, en los que participa un grupo mayor de pacientes (normalmente entre 100 y 300) que padecen la enfermedad o afección que se pretende tratar con el fármaco. Los ensayos de fase II se centran en evaluar la eficacia del fármaco y su seguridad en . El objetivo de los investigadores es determinar la dosis óptima que ofrezca el mejor equilibrio entre eficacia y seguridad. Los ensayos de fase II también pueden explorar diferentes regímenes de dosificación, duraciones del tratamiento y combinaciones con otras terapias. Esta fase proporciona datos fundamentales sobre el potencial terapéutico del fármaco y ayuda a perfeccionar el diseño del ensayo clínico de la fase III.
- **Ensayos clínicos de fase III:** Los ensayos de fase III son estudios a gran escala en los que participan entre cientos y miles de pacientes, diseñados para

confirmar la eficacia y seguridad del fármaco en una población más amplia. Los ensayos de fase III suelen ser aleatorizados, doble ciego y controlados con placebo, lo que significa que ni los participantes ni los investigadores saben quién recibe el fármaco y quién un placebo. Este diseño minimiza el sesgo y garantiza la fiabilidad de los resultados. Los ensayos de fase III suelen contar con entre 1.000 y 3.000 participantes y se realizan en múltiples centros clínicos, a menudo en distintos países. Los datos de los ensayos de fase III son la base de la aprobación reglamentaria y se utilizan para determinar el etiquetado final del fármaco y la estrategia de comercialización.

- **Ensayos clínicos de fase IV:** También conocidos como estudios de vigilancia postcomercialización, los ensayos de fase IV se llevan a cabo después de que el fármaco haya sido aprobado y comercializado. El objetivo de los ensayos de fase IV es recopilar información adicional sobre la seguridad a largo plazo, la eficacia y el uso óptimo del fármaco en la población general. Estos ensayos también pueden explorar los efectos del fármaco en subpoblaciones específicas, como niños, ancianos o pacientes con enfermedades coexistentes. Los ensayos de fase IV son esenciales para identificar cualquier efecto secundario raro o a largo plazo que pueda no haberse detectado en fases anteriores y para garantizar que el fármaco sigue cumpliendo las normas reglamentarias.

7. Presentación de solicitudes de nuevos medicamentos (NDA) y revisión reglamentaria

Tras completar con éxito los ensayos clínicos, el promotor presenta una Solicitud de Nuevo Medicamento (NDA) a las autoridades reguladoras. La NDA es un documento exhaustivo que incluye todos los datos de los estudios preclínicos y clínicos, así como información detallada sobre el proceso de fabricación del fármaco, el etiquetado y la comercialización propuesta. El objetivo de la NDA es demostrar que el medicamento es seguro y eficaz para el uso previsto y que cumple todos los requisitos reglamentarios.

La presentación de la NDA incluye varios componentes clave:

- **Datos clínicos:** Un resumen detallado de los resultados de todas las fases de los ensayos clínicos, incluidos los datos de seguridad, eficacia y farmacocinética. Los datos clínicos deben demostrar que el medicamento proporciona un beneficio terapéutico que supera cualquier riesgo potencial.

- **Información sobre la fabricación:** Descripción del proceso de fabricación del medicamento, incluidos los métodos utilizados para garantizar la consistencia, pureza y calidad. Esta sección también incluye detalles sobre las instalaciones donde se producirá el medicamento y las medidas de control de calidad aplicadas.
- **Etiquetado y envasado:** Información propuesta sobre el etiquetado y el envase, incluidos el nombre del medicamento, la forma farmacéutica, la dosis, las indicaciones, las instrucciones de uso y las advertencias. El etiquetado debe proporcionar información clara y precisa a los profesionales sanitarios y a los pacientes sobre cómo utilizar el medicamento de forma segura y eficaz.
- **Plan de gestión de riesgos:** Un plan para gestionar cualquier riesgo identificado asociado con el medicamento, incluyendo estrategias para monitorizar y mitigar los efectos adversos. Este plan puede incluir estudios posteriores a la comercialización, programas de control de la seguridad y estrategias de comunicación para los profesionales sanitarios y los pacientes.

La agencia reguladora lleva a cabo una revisión exhaustiva de la NDA, evaluando los datos para determinar si el medicamento debe ser aprobado para su comercialización. Este proceso de revisión puede durar de varios meses a años, dependiendo de la complejidad de los datos y del uso previsto del medicamento. La agencia también puede recabar la opinión de expertos externos, celebrar reuniones públicas y solicitar datos adicionales al promotor.

Si se aprueba la NDA, el medicamento puede comercializarse y venderse al público. Sin embargo, la aprobación suele ir acompañada de condiciones específicas, como la realización de estudios posteriores a la comercialización para controlar la seguridad y eficacia del medicamento a largo plazo.

8. Vigilancia posterior a la comercialización y ensayos de fase IV

Incluso después de la aprobación y comercialización de un medicamento, el ciclo de vida de su desarrollo no ha concluido. La vigilancia posterior a la comercialización, también conocida como farmacovigilancia, es un proceso continuo que controla la seguridad y eficacia del medicamento en la población general. Esta vigilancia es crucial para identificar cualquier efecto secundario raro o a largo plazo que pueda no haberse detectado en los ensayos clínicos.

La vigilancia posterior a la comercialización implica la recopilación y el análisis de datos procedentes de diversas fuentes, como notificaciones espontáneas de acontecimientos adversos, historiales médicos electrónicos, registros de pacientes y estudios observacionales. Las agencias reguladoras, como la FDA, exigen a los fabricantes de medicamentos que presenten informes periódicos de seguridad que resuman los datos recopilados durante la vigilancia poscomercialización. Estos informes ayudan a los organismos reguladores a evaluar en si el medicamento sigue cumpliendo las normas de seguridad y si son necesarias medidas adicionales, como actualizaciones de la etiqueta o advertencias.

En algunos casos, los organismos reguladores pueden exigir al promotor la realización de ensayos de fase IV, que son estudios posteriores a la comercialización diseñados para recabar información adicional sobre la seguridad, eficacia y uso óptimo del fármaco. Estos ensayos también pueden explorar los efectos del fármaco en poblaciones específicas, como niños, ancianos o pacientes con enfermedades coexistentes. Los ensayos de fase IV son esenciales para garantizar que el fármaco siga siendo seguro y eficaz a largo plazo y para abordar cualquier problema de seguridad que pueda surgir.

Retos e innovaciones en el ciclo de vida del desarrollo de fármacos

El ciclo de vida del desarrollo de fármacos está plagado de retos, como los elevados costes, los largos plazos y el riesgo de fracaso. Muchos candidatos a fármacos no consiguen superar todo el ciclo de vida, con una tasa de éxito de sólo el 10% desde las pruebas preclínicas hasta la aprobación del mercado. El elevado coste del desarrollo de fármacos, estimado en más de 2.600 millones de dólares por nuevo medicamento, se debe a la necesidad de realizar pruebas exhaustivas, a los requisitos normativos y a la elevada tasa de abandono.

Uno de los retos más importantes es la elevada tasa de fracaso en los ensayos clínicos. A pesar de las rigurosas pruebas preclínicas, muchos candidatos a fármacos fracasan en los ensayos de fase II o III por falta de eficacia, efectos secundarios imprevistos o dificultades en el reclutamiento de pacientes. Estos fracasos pueden acarrear importantes pérdidas económicas y retrasos en la comercialización de nuevas terapias. Sin embargo, las innovaciones tecnológicas, sobre todo en inteligencia artificial (IA), análisis de macrodatos y genómica, están empezando a abordar estos retos. La IA se está utilizando para agilizar la identificación de dianas, optimizar los compuestos principales y predecir los resultados de los ensayos clínicos. El cribado virtual basado en la IA permite a los investigadores identificar rápidamente fármacos candidatos prometedores a partir de grandes bibliotecas de compuestos, lo que reduce el tiempo y el coste del descubrimiento de fármacos. Los algoritmos de aprendizaje automático se utilizan para analizar datos de ensayos clínicos, identificar patrones y predecir la respuesta de los pacientes al tratamiento, mejorando el diseño y las tasas de éxito de los ensayos clínicos.

El análisis de macrodatos permite a los investigadores analizar grandes conjuntos de datos, identificar patrones y tomar decisiones basadas en datos a lo largo de todo el ciclo de vida. Los avances en genómica están allanando el camino para la medicina personalizada, en la que los fármacos se adaptan a los perfiles genéticos individuales, mejorando la eficacia y reduciendo los efectos secundarios. La medicina de precisión, que implica el uso de datos genéticos, ambientales y de estilo de vida para adaptar los tratamientos a cada paciente, es cada vez más importante en el desarrollo de fármacos. Otra área de innovación es el uso de biomarcadores en el desarrollo de fármacos. Los biomarcadores son indicadores biológicos que pueden utilizarse para predecir la eficacia o seguridad de un fármaco en poblaciones específicas de pacientes. La identificación y validación de biomarcadores son esenciales para el desarrollo de terapias dirigidas y para el diseño de ensayos clínicos más eficientes. Los biomarcadores también pueden utilizarse para controlar la progresión de la enfermedad, evaluar la respuesta al tratamiento e identificar a los pacientes con más probabilidades de beneficiarse de una terapia concreta.

La integración de estas innovaciones en el ciclo de vida del desarrollo de fármacos tiene el potencial de reducir costes, acortar plazos y mejorar las tasas de éxito de los candidatos a fármacos. A medida que la industria farmacéutica siga evolucionando, la adopción de estas nuevas tecnologías y enfoques será clave para sacar al mercado terapias nuevas que salven vidas de forma más rápida y eficaz.

Retos del descubrimiento tradicional de fármacos

El descubrimiento de fármacos es un aspecto fundamental de la industria farmacéutica, que sirve de base para el desarrollo de nuevas terapias para tratar enfermedades y mejorar la salud humana. A pesar de los importantes avances científicos y tecnológicos, el descubrimiento tradicional de fármacos sigue siendo un proceso complejo, largo y costoso, plagado de numerosos retos. Estos retos van desde la complejidad científica de identificar y validar dianas farmacológicas hasta los obstáculos logísticos y normativos que hay que superar para sacar un nuevo fármaco al mercado. En este capítulo se analizan los múltiples retos que plantea el descubrimiento tradicional de fármacos y se exponen en profundidad los obstáculos que históricamente han impedido el desarrollo de nuevos medicamentos, así como los esfuerzos que se están realizando para resolverlos.

1. Costes elevados y plazos largos

Uno de los retos más importantes del descubrimiento tradicional de fármacos es el coste exorbitante y el largo plazo necesario para sacar un nuevo medicamento al mercado. Por término medio, el desarrollo de un nuevo fármaco puede llevar de 10 a 15 años y costar más de 2.600 millones de dólares, incluidos los costes de los candidatos fallidos. El elevado coste se debe a la investigación, el desarrollo y las pruebas exhaustivas necesarias en cada fase del proceso de descubrimiento de un fármaco, así como a los requisitos reglamentarios que deben cumplirse antes de que pueda aprobarse el uso de un medicamento.

- **Costes de investigación y desarrollo:** Las fases iniciales del descubrimiento de fármacos implican una investigación exhaustiva para identificar y validar dianas farmacológicas, cribar posibles compuestos y optimizar los candidatos principales. Este proceso suele requerir importantes inversiones en equipos de laboratorio, materiales y personal. Además, la complejidad del descubrimiento de fármacos moderno, que a menudo implica tecnologías avanzadas como el cribado de alto rendimiento, la genómica y el modelado molecular, aumenta aún más los costes.
- **Gastos de ensayos clínicos:** Los ensayos clínicos, necesarios para demostrar la seguridad y eficacia de un candidato a fármaco en humanos, representan una de las fases más costosas del desarrollo de fármacos. Los ensayos clínicos de fase III, en particular, pueden implicar a miles de pacientes en múltiples centros y pueden costar cientos de millones de dólares. El coste de reclutar y retener a los pacientes, así como los retos logísticos de gestionar ensayos a gran escala, contribuyen a los elevados gastos.
- **Cumplimiento de la normativa:** Cumplir los requisitos normativos establecidos por organismos como la Administración de Alimentos y Medicamentos de Estados Unidos (FDA) y la Agencia Europea de Medicamentos (EMA) es un importante factor de coste en el desarrollo de fármacos. Estos requisitos incluyen una amplia documentación, pruebas e informes para garantizar que el medicamento es seguro y eficaz. El proceso de obtención de la aprobación reglamentaria es largo y costoso, sin garantías de éxito.

- **Tasas de desgaste:** Uno de los principales factores que contribuyen al elevado coste del descubrimiento de fármacos es la alta tasa de abandono, ya que muchos candidatos a fármacos fracasan durante las pruebas preclínicas o clínicas. Se calcula que sólo el 10% de los fármacos candidatos que se someten a ensayos clínicos obtienen finalmente la aprobación reglamentaria. Los costes asociados a los fármacos que fracasan, incluidos los recursos invertidos en investigación, desarrollo y pruebas, deben ser absorbidos por los fármacos que tienen éxito, lo que aumenta aún más el coste global del desarrollo de fármacos.

2. Retos científicos y técnicos

Los retos científicos y técnicos del descubrimiento tradicional de fármacos son numerosos y polifacéticos. Estos retos se derivan de la complejidad de la biología humana, la dificultad de identificar dianas farmacológicas eficaces y las limitaciones de las tecnologías y metodologías actuales.

- **Identificación y validación de dianas:** Uno de los pasos más críticos y difíciles en el descubrimiento de fármacos es la identificación y validación de una diana farmacológica. Una diana farmacológica suele ser una molécula, como una proteína, un gen o un receptor, que desempeña un papel clave en el desarrollo o la progresión de una enfermedad. El reto consiste en identificar una diana que sea a la vez relevante para la enfermedad y susceptible de ser modulada por un fármaco. Incluso cuando se identifica una diana, validar que la diana puede modularse eficazmente para producir un beneficio terapéutico es un proceso complejo que a menudo requiere una amplia experimentación y análisis de datos.
- **Complejidad biológica:** La biología humana es extraordinariamente compleja y comprender las intrincadas interacciones entre genes, proteínas y otras biomoléculas constituye un reto importante. Las enfermedades suelen implicar múltiples vías y factores, lo que dificulta la identificación de una única diana para la intervención farmacológica. Además, la redundancia y los mecanismos compensatorios de los sistemas biológicos pueden conducir a resultados inesperados, en los que la modulación de una diana puede no producir el efecto deseado o provocar consecuencias imprevistas.
- **Semejanza al fármaco y farmacocinética:** Incluso cuando se identifica un compuesto prometedor, debe poseer ciertas propiedades para ser considerado un candidato viable a fármaco. Estas propiedades, conocidas colectivamente

como "similitud con un fármaco", incluyen factores como la solubilidad, la estabilidad, la biodisponibilidad y la capacidad de atravesar barreras biológicas (por ejemplo, la barrera hematoencefálica). Además, el compuesto debe tener una farmacocinética favorable, es decir, debe absorberse, distribuirse, metabolizarse y excretarse de forma que llegue al lugar de destino en concentraciones terapéuticas sin causar toxicidad. Lograr el equilibrio adecuado de estas propiedades suele ser difícil y requiere una optimización exhaustiva.

- **Predicción de la toxicidad y los efectos secundarios:** Predecir la toxicidad potencial y los efectos secundarios de un candidato a fármaco es uno de los aspectos más difíciles del descubrimiento de fármacos. La toxicidad puede deberse a efectos no deseados, cuando el fármaco interactúa con moléculas no deseadas, o a la acumulación de metabolitos tóxicos. Los métodos tradicionales de análisis de toxicidad, que se basan en ensayos in vitro y estudios con animales, tienen limitaciones para predecir cómo se comportará un fármaco en humanos. Esta incertidumbre a menudo conduce al fracaso de los candidatos a fármacos en fases posteriores de desarrollo, cuando ya se han invertido importantes recursos.
- **Resistencia a los fármacos:** La aparición de farmacorresistencia, sobre todo en el contexto de las enfermedades infecciosas y el cáncer, es un reto importante en el descubrimiento de fármacos. La farmacorresistencia se produce cuando un agente patógeno o una célula cancerosa desarrolla la capacidad de eludir los efectos de un fármaco, haciendo ineficaz el tratamiento. Esto puede deberse a mutaciones genéticas, alteraciones de las dianas farmacológicas o cambios en procesos celulares como el eflujo de fármacos. El desarrollo de fármacos que puedan superar o prevenir la resistencia a es uno de los principales objetivos de la investigación actual, pero sigue siendo un reto difícil y continuo.

3. Retos logísticos y operativos

Además de los obstáculos científicos y técnicos, el descubrimiento tradicional de fármacos está plagado de problemas logísticos y operativos que pueden impedir el progreso y aumentar los costes.

- **Reclutamiento y retención de pacientes en ensayos clínicos:** Reclutar y retener pacientes para ensayos clínicos es un reto logístico importante, sobre todo para enfermedades con poblaciones de pacientes pequeñas o para ensayos que requieren criterios de inclusión específicos. El éxito de un ensayo clínico depende de la inscripción de un número suficiente de participantes que cumplan los criterios del estudio, pero encontrar pacientes elegibles puede ser difícil. Además, retener a los participantes durante toda la duración del ensayo es crucial para generar datos fiables. Unas tasas de abandono elevadas pueden comprometer la validez del ensayo y requerir esfuerzos de reclutamiento adicionales, lo que retrasaría aún más el ensayo y aumentaría los costes.

- **Diseño y gestión de ensayos clínicos:** El diseño y la gestión de ensayos clínicos es un proceso complejo y que requiere muchos recursos, así como una cuidadosa planificación y coordinación. Los ensayos clínicos deben diseñarse para responder a preguntas de investigación específicas, garantizando al mismo tiempo la seguridad de los participantes y el cumplimiento de los requisitos normativos. La gestión de un ensayo clínico implica coordinar múltiples centros, gestionar la recogida y el análisis de datos, garantizar el cumplimiento de los protocolos y abordar cualquier problema que surja durante el ensayo. La complejidad de la gestión de los ensayos, sobre todo en los grandes ensayos multicéntricos, puede provocar retrasos, mayores costes y posibles problemas con la calidad de los datos.
- **Cadena de suministro y fabricación:** La producción y el suministro de medicamentos en investigación para ensayos clínicos presentan importantes retos logísticos. Los procesos de fabricación deben controlarse cuidadosamente para garantizar la calidad y consistencia del medicamento. Cualquier desviación o problema en el proceso de fabricación puede provocar retrasos en el ensayo o la necesidad de repetir ciertos pasos. Además, la distribución de los medicamentos en investigación a los centros de ensayos clínicos, especialmente en los ensayos globales, requiere una coordinación cuidadosa para garantizar que los medicamentos estén disponibles cuando se necesiten y que se almacenen y manipulen correctamente.
- **Cumplimiento normativo y documentación:** El cumplimiento de la normativa es un aspecto crítico del descubrimiento de fármacos, pero también representa un importante reto operativo. Las agencias reguladoras, como la FDA y la EMA, tienen estrictos requisitos para la documentación e información de todos los aspectos del desarrollo de fármacos, desde las pruebas

preclínicas hasta los ensayos clínicos. Cumplir estos requisitos implica mucho papeleo, mantenimiento de registros y gestión de datos. El incumplimiento de los requisitos normativos puede provocar retrasos, la necesidad de estudios adicionales o incluso el rechazo de la solicitud de un fármaco.

- **Propiedad intelectual y patentes:** La protección de la propiedad intelectual (PI) es esencial en la industria farmacéutica, donde el desarrollo de un nuevo medicamento implica una inversión significativa. La obtención de patentes para nuevos fármacos es un proceso complejo y sensible al tiempo que requiere una cuidadosa consideración del calendario de presentación de patentes, el alcance de la protección y los posibles desafíos de los competidores. Además, navegar por el panorama mundial de las leyes y reglamentos de PI puede ser un reto, sobre todo cuando se busca la protección de patentes en varios países. Cualquier problema relacionado con la protección de la propiedad intelectual, como litigios o impugnaciones de patentes, puede retrasar el desarrollo del medicamento y afectar a su viabilidad comercial.

4. Retos normativos y éticos

Los retos normativos y éticos son intrínsecos al proceso de descubrimiento de fármacos, sobre todo por la necesidad de equilibrar el desarrollo de nuevas terapias con la protección de la seguridad y los derechos de los pacientes.

- **Proceso de aprobación reglamentaria:** El proceso de aprobación reglamentaria de nuevos medicamentos está diseñado para garantizar que los medicamentos sean seguros y eficaces antes de que se pongan a disposición del público. Sin embargo, el proceso es muy complejo e implica múltiples etapas de revisión por parte de las agencias reguladoras. La presentación de una solicitud de nuevo fármaco en fase de investigación (IND), seguida de una solicitud de nuevo fármaco (NDA) o de autorización de comercialización (MAA), requiere documentación y datos exhaustivos que demuestren la seguridad, eficacia y calidad del medicamento. El proceso de revisión puede durar de varios meses a años, y el resultado es incierto. Cualquier deficiencia detectada por la agencia reguladora puede requerir estudios adicionales o modificaciones de la solicitud, con los consiguientes retrasos.
- **Consideraciones éticas en los ensayos clínicos:** La realización de ensayos clínicos implica importantes consideraciones éticas, en particular en lo que respecta a la protección de los derechos, la seguridad y el bienestar de los

participantes. Los desafíos éticos incluyen obtener el consentimiento informado, garantizar que el ensayo esté científicamente justificado y equilibrar los posibles riesgos y beneficios para los participantes. Los ensayos deben diseñarse de modo que se minimicen los riesgos para los participantes y se maximicen las posibilidades de obtener datos significativos. Además, deben considerarse cuidadosamente cuestiones como el uso de placebos, la inclusión de poblaciones vulnerables y la gestión de acontecimientos adversos. También pueden surgir problemas éticos en la selección de los centros de ensayo, sobre todo en los países de ingresos bajos y medios, donde puede haber disparidades en el acceso a la atención sanitaria y la supervisión reglamentaria.

- **Privacidad y seguridad de los datos:** La recopilación, el almacenamiento y el uso de datos en el descubrimiento de fármacos, especialmente en los ensayos clínicos, plantean importantes problemas de privacidad y seguridad. Garantizar la confidencialidad y la seguridad de los datos de los pacientes es fundamental, sobre todo teniendo en cuenta el creciente uso de tecnologías sanitarias digitales e historiales médicos electrónicos. El cumplimiento de las normativas de protección de datos, como el Reglamento General de Protección de Datos (RGPD) de la Unión Europea, es esencial para proteger la privacidad de los participantes y evitar la violación de datos. Además, el intercambio de datos a través de múltiples sitios y organizaciones requiere prácticas sólidas de gestión de datos para garantizar la integridad de los datos y evitar el acceso no autorizado.
- **Equilibrio entre innovación y regulación:** Uno de los retos constantes en el descubrimiento de fármacos es encontrar el equilibrio adecuado entre el fomento de la innovación y la garantía de la supervisión reglamentaria. Aunque las agencias reguladoras desempeñan un papel crucial en la protección de la salud pública, el proceso regulador puede verse a veces como una barrera a la innovación. Navegar por el panorama normativo requiere un profundo conocimiento de los requisitos y un enfoque proactivo para abordar los posibles problemas. Además, el rápido ritmo de los avances científicos y tecnológicos en el descubrimiento de fármacos a menudo supera el marco normativo, lo que provoca problemas en la evaluación y aprobación de nuevas terapias. Encontrar formas de agilizar el proceso normativo manteniendo al mismo tiempo normas

rigurosas es un reto permanente tanto para la industria como para los organismos reguladores.

5. Retos del mercado y la comercialización

Incluso después de que un fármaco supere con éxito el proceso de descubrimiento y reciba la aprobación reglamentaria, existen importantes retos de mercado y comercialización que pueden afectar a su éxito.

- **Acceso al mercado y fijación de precios:** Garantizar el acceso al mercado de un nuevo medicamento implica negociar con proveedores de atención sanitaria, aseguradoras y organismos gubernamentales para garantizar que el fármaco se incluya en los formularios y planes de reembolso. El precio es un factor crítico, ya que debe reflejar el valor del fármaco sin dejar de ser asequible para los pacientes y los sistemas sanitarios. El aumento del coste de la atención sanitaria, combinado con el creciente escrutinio de los precios de los medicamentos, ha convertido la fijación de precios en una cuestión polémica. Las empresas farmacéuticas deben equilibrar la necesidad de recuperar los costes de desarrollo del medicamento con la necesidad de garantizar que el medicamento sea accesible para los pacientes. Además, los retos de acceso al mercado pueden variar según la región, ya que los distintos países tienen sus propios sistemas de regulación y reembolso.
- **Competencia y diferenciación del mercado:** El mercado farmacéutico es altamente competitivo, con múltiples empresas que a menudo desarrollan medicamentos para las mismas indicaciones. Diferenciar un nuevo medicamento de los tratamientos existentes es esencial para el éxito comercial. Esta diferenciación puede basarse en factores como la eficacia, la seguridad, la comodidad de dosificación o la capacidad de satisfacer necesidades médicas no cubiertas. Sin embargo, lograr la diferenciación en el mercado puede resultar difícil, sobre todo en áreas terapéuticas saturadas. Además, la aparición de medicamentos genéricos y biosimilares, que a menudo son alternativas menos costosas a los medicamentos de marca, puede erosionar la cuota de mercado y afectar a la viabilidad comercial de un nuevo medicamento.
- **Protección de la propiedad intelectual (PI):** La protección de la propiedad intelectual (PI) asociada a un nuevo medicamento es esencial para garantizar el éxito comercial. Las patentes proporcionan derechos exclusivos sobre el medicamento, impidiendo que los competidores produzcan y vendan productos

iguales o similares. Sin embargo, el panorama de la PI es complejo, con retos como los litigios sobre patentes, las impugnaciones de la validez de las patentes y la expiración de las patentes. Una vez que expira una patente, los fabricantes de genéricos pueden producir y vender versiones más baratas del medicamento, lo que conlleva una disminución significativa de los ingresos para el desarrollador original. Las empresas farmacéuticas deben gestionar cuidadosamente su estrategia de PI, incluyendo la búsqueda de extensiones de patentes y el desarrollo de productos de continuación, para mantener la exclusividad de mercado durante el mayor tiempo posible.

- **Consideraciones sobre el mercado mundial:** El mercado farmacéutico mundial es diverso, con variaciones significativas en los sistemas sanitarios, los requisitos normativos y la dinámica del mercado en las distintas regiones. Para comercializar con éxito un nuevo fármaco a escala mundial es preciso conocer a fondo estas diferencias regionales y ser capaz de navegar por las complejidades de los mercados internacionales. Esto incluye obtener la aprobación reglamentaria en varios países, abordar los retos de fijación de precios y reembolso, y adaptar las estrategias de marketing a las culturas y preferencias locales. Además, los factores geopolíticos, como los acuerdos comerciales, los aranceles y la aplicación de la propiedad intelectual, pueden afectar al acceso al mercado y a los esfuerzos de comercialización.
- **Vigilancia posterior a la comercialización y responsabilidad:** Tras el lanzamiento de un fármaco, se requiere una vigilancia postcomercialización continua para controlar su seguridad y eficacia en la población general. Esta vigilancia es esencial para identificar cualquier efecto secundario raro o a largo plazo que pueda no haberse detectado en los ensayos clínicos. Sin embargo, la vigilancia posterior a la comercialización también conlleva el riesgo de responsabilidad civil por el producto. Si surgen nuevos problemas de seguridad, la empresa puede enfrentarse a desafíos legales, retiradas del mercado o restricciones en el uso del medicamento. La gestión de estos riesgos requiere un sistema de farmacovigilancia sólido y un enfoque proactivo para abordar cualquier problema que surja.

6. Retos sociales y éticos

El descubrimiento de fármacos no se produce en el vacío, sino que está influido por consideraciones sociales y éticas más amplias que pueden afectar al desarrollo y la aceptación de nuevas terapias.

- **Acceso a los medicamentos:** Uno de los retos éticos más acuciantes en el descubrimiento de fármacos es garantizar el acceso a los medicamentos a todos los pacientes, independientemente de su situación socioeconómica o ubicación geográfica. El elevado coste del desarrollo de fármacos suele traducirse en precios elevados para las nuevas terapias, lo que puede limitar el acceso de los pacientes de países de renta baja y media o de quienes carecen de una cobertura de seguro adecuada. Garantizar un acceso equitativo a los medicamentos que salvan vidas es una consideración ética fundamental que requiere la colaboración entre las empresas farmacéuticas, los gobiernos y las organizaciones no gubernamentales (ONG). Además, cuestiones como el precio de los medicamentos, los derechos de propiedad intelectual y la equidad sanitaria mundial son fundamentales en el debate sobre el acceso a los medicamentos.
- **Enfermedades huérfanas y enfermedades tropicales desatendidas:** Las enfermedades huérfanas, que afectan a un pequeño número de pacientes, y las enfermedades tropicales desatendidas, que afectan principalmente a poblaciones de países de renta baja, suelen recibir menos atención en el descubrimiento de fármacos debido a su limitado potencial comercial. El desarrollo de tratamientos para estas enfermedades plantea importantes retos, como la escasez de fondos, la reducida población de pacientes para los ensayos clínicos y la necesidad de conocimientos especializados. Sin embargo, cada vez se reconoce más la necesidad de abordar estas enfermedades, con iniciativas como la legislación sobre medicamentos huérfanos, las asociaciones público-privadas y los programas de salud mundial destinados a incentivar la investigación y el desarrollo en estas áreas.
- **Consideraciones éticas en el desarrollo de fármacos:** Las consideraciones éticas en el desarrollo de fármacos van más allá de los ensayos clínicos e incluyen el impacto más amplio del descubrimiento de fármacos en la sociedad. Cuestiones como el uso de animales en ensayos preclínicos, el impacto medioambiental de los procesos de fabricación y las implicaciones éticas de la investigación genética y genómica son consideraciones importantes. Además,

el creciente uso de las tecnologías digitales de la salud y la inteligencia artificial en el descubrimiento de fármacos plantea cuestiones sobre la privacidad de los datos, el sesgo algorítmico y el potencial de consecuencias no deseadas. Abordar estos desafíos éticos requiere un compromiso con las prácticas responsables de investigación y desarrollo, la transparencia y la participación de las partes interesadas.

- **Percepción pública y confianza:** La industria farmacéutica desempeña un papel vital en la promoción de la salud pública, pero también se enfrenta a importantes retos relacionados con la percepción y la confianza del público. Controversias de gran repercusión, como los escándalos de los precios de los medicamentos, los problemas de seguridad y las prácticas de comercialización poco éticas, han contribuido a aumentar el escepticismo del público sobre los motivos y las prácticas de las empresas farmacéuticas. Construir y mantener la confianza del público requiere un compromiso con la transparencia, una conducta ética y enfoques centrados en el paciente para el desarrollo de fármacos. Además, colaborar con los pacientes, los profesionales sanitarios y el público en general de forma significativa puede ayudar a salvar la distancia entre la industria y la sociedad, fomentando una relación más colaborativa y basada en la confianza.

7. Innovaciones y enfoques emergentes para abordar los retos

Aunque el descubrimiento tradicional de fármacos está plagado de dificultades, las innovaciones en curso y los enfoques emergentes están ayudando a abordar muchos de estos obstáculos, allanando el camino para un desarrollo de fármacos más eficiente y eficaz.

- **Inteligencia artificial (IA) y aprendizaje automático:** La IA y el aprendizaje automático están revolucionando el descubrimiento de fármacos al permitir el análisis de grandes cantidades de datos, la identificación de patrones y la realización de predicciones que serían difíciles o imposibles de lograr para los seres humanos. Estas tecnologías se están utilizando para acelerar la identificación de dianas, optimizar los compuestos principales y predecir los resultados de los ensayos clínicos. El cribado virtual basado en IA permite a los investigadores identificar rápidamente fármacos candidatos prometedores a partir de grandes bibliotecas de compuestos, lo que reduce el tiempo y el coste del descubrimiento de fármacos. También se están utilizando algoritmos de aprendizaje automático para analizar datos de ensayos clínicos, identificar patrones y predecir la respuesta de los pacientes al tratamiento, mejorando el diseño y las tasas de éxito de los ensayos clínicos.

- **Medicina de precisión y descubrimiento de biomarcadores:** La medicina de precisión consiste en adaptar los tratamientos a cada paciente en función de sus factores genéticos, ambientales y de estilo de vida. Los avances en genómica, proteómica y otras tecnologías ómicas están permitiendo identificar biomarcadores capaces de predecir la respuesta de un paciente al tratamiento, lo que posibilita terapias más personalizadas y eficaces. El descubrimiento de biomarcadores también está ayudando a identificar nuevas dianas farmacológicas y a estratificar a los pacientes en los ensayos clínicos, mejorando las posibilidades de éxito y reduciendo el riesgo de acontecimientos adversos.
- **CRISPR y la edición de genes:** CRISPR-Cas9 y otras tecnologías de edición genética están transformando el campo del descubrimiento de fármacos al permitir modificaciones precisas del genoma. Estas tecnologías se están utilizando para crear modelos de enfermedades, identificar nuevas dianas farmacológicas y desarrollar terapias génicas capaces de corregir defectos genéticos en su origen. La capacidad de editar genes con gran precisión puede revolucionar el tratamiento de las enfermedades genéticas y otras afecciones de base genética.
- **Modelos de ciencia abierta y colaborativa:** El modelo tradicional de descubrimiento de fármacos, que a menudo implica investigación y desarrollo patentados, se complementa cada vez más con enfoques científicos colaborativos y abiertos. Las asociaciones público-privadas, los consorcios y las bases de datos de libre acceso facilitan el intercambio de datos, recursos y conocimientos entre organizaciones y disciplinas. Estos modelos de colaboración están ayudando a superar algunos de los retos del descubrimiento de fármacos al poner en común recursos, reducir la duplicación de esfuerzos y acelerar el desarrollo de nuevas terapias.
- **Innovación reguladora y vías de adaptación:** Las agencias reguladoras están reconociendo la necesidad de enfoques más flexibles y adaptables para la aprobación de medicamentos, especialmente en el contexto de la rápida evolución de la ciencia y la tecnología . Iniciativas como la Designación de

Terapia Innovadora de la FDA y las Vías Adaptativas de la Agencia Europea de Medicamentos están diseñadas para acelerar el desarrollo y la aprobación de medicamentos que abordan necesidades médicas no cubiertas. Estas innovaciones normativas contribuyen a que las nuevas terapias lleguen más rápidamente a los pacientes, al tiempo que se mantienen rigurosas normas de seguridad y eficacia.

Capítulo 3

Técnicas de IA en el descubrimiento de fármacos

La Inteligencia Artificial (IA) se ha convertido en una parte integral del descubrimiento de fármacos, ofreciendo soluciones innovadoras para superar muchos de los retos asociados a los métodos tradicionales. Entre las diversas técnicas de IA, el aprendizaje automático (ML) y el aprendizaje profundo (DL), el procesamiento del lenguaje natural (NLP), la visión por ordenador y el aprendizaje por refuerzo destacan como especialmente transformadores. Estas técnicas están revolucionando la forma en que las compañías farmacéuticas identifican nuevos candidatos a fármacos, optimizan sus propiedades y navegan por las complejidades de los ensayos clínicos. Este capítulo se adentra en estas técnicas de IA y ofrece una exploración en profundidad de sus aplicaciones, retos y potencial futuro en el descubrimiento de fármacos.

Aprendizaje automático y aprendizaje profundo

Introducción al aprendizaje automático y al aprendizaje profundo en el descubrimiento de fármacos

El aprendizaje automático (AM) y el aprendizaje profundo (AD) son dos de las técnicas de IA más potentes que impulsan la innovación en el descubrimiento de fármacos. El ML es un subconjunto de la IA que se centra en el desarrollo de algoritmos que permiten a los ordenadores aprender de los datos y mejorar su rendimiento con el tiempo sin ser programados explícitamente. El DL, un subcampo del ML, implica redes neuronales con muchas capas (de ahí lo de "profundas") que pueden modelizar patrones complejos en los datos. Juntas, estas tecnologías han abierto nuevas fronteras en el descubrimiento de fármacos, permitiendo a los investigadores analizar vastos conjuntos de datos, identificar nuevos fármacos candidatos y predecir la eficacia y seguridad de los medicamentos con una precisión sin precedentes.

Aplicaciones del aprendizaje automático y el aprendizaje profundo en el descubrimiento de fármacos

1. **Identificación y validación de objetivos:**
   - Uno de los retos fundamentales en el descubrimiento de fármacos es identificar y validar dianas biológicas relevantes para una enfermedad. Los algoritmos de ML y DL pueden analizar datos genómicos, proteómicos y transcriptómicos para identificar posibles dianas farmacológicas. Por ejemplo, los modelos de ML pueden cribar grandes conjuntos de datos para identificar genes o proteínas que se expresan de forma diferencial en tejidos enfermos y sanos, lo que pone de relieve

posibles dianas para la intervención terapéutica. Los modelos de DL, en particular las redes neuronales convolucionales (CNN), pueden utilizarse para analizar estructuras proteínicas y predecir cómo interactúan con moléculas pequeñas, lo que aporta información sobre la validación de dianas.

2. **Cribado de compuestos y optimización de pistas:**
   - Los métodos tradicionales de cribado de compuestos implican el cribado de alto rendimiento (HTS) de grandes bibliotecas de compuestos, lo que consume tiempo- y resulta caro. Las técnicas de ML y DL ofrecen una alternativa al predecir la actividad biológica de los compuestos a partir de su estructura química. Los modelos de relación cuantitativa estructura-actividad (QSAR), un tipo de ML, se utilizan para predecir la actividad de nuevos compuestos analizando la relación entre la estructura química y la actividad biológica de compuestos conocidos. Los modelos de LD, en particular los modelos generativos como los autocodificadores variacionales (VAE) y las redes generativas adversariales (GAN), pueden diseñar nuevos compuestos con las propiedades deseadas aprendiendo la distribución de compuestos bioactivos conocidos y generando nuevas estructuras que se ajusten a esta distribución.
3. **Reutilización de fármacos:**
   - La reutilización de fármacos consiste en encontrar nuevos usos terapéuticos para los medicamentos existentes, lo que puede reducir significativamente el tiempo y el coste del desarrollo de fármacos. Los algoritmos de ML y DL son muy eficaces en la reutilización de fármacos porque pueden analizar grandes conjuntos de datos de interacciones farmacológicas, perfiles de expresión génica y datos clínicos para identificar nuevos usos potenciales de fármacos aprobados. Por ejemplo, los modelos de ML pueden analizar las firmas moleculares de enfermedades y fármacos para encontrar coincidencias que sugieran que un fármaco puede ser eficaz contra una nueva diana. Los modelos de DL pueden ir un paso más allá analizando datos complejos y de alta dimensión, como datos de imágenes o conjuntos de

datos multiómicos, para identificar oportunidades de reutilización que podrían no ser evidentes a partir de análisis más sencillos.

4. **Toxicología predictiva:**
   - Predecir la toxicidad de los fármacos candidatos es un reto importante en el descubrimiento de fármacos, y los fracasos debidos a la toxicidad son una razón común para el desgaste en el desarrollo de fármacos en fase tardía. Los modelos ML y DL pueden predecir la toxicidad de nuevos compuestos basándose en su estructura química y en datos toxicológicos conocidos. Estos modelos pueden identificar características estructurales asociadas a la toxicidad y predecir la probabilidad de que un nuevo compuesto presente propiedades similares. Los modelos DL, que pueden captar relaciones complejas y no lineales en los datos, son especialmente adecuados para la toxicología predictiva. Por ejemplo, las redes neuronales recurrentes (RNN) y los transformadores se han utilizado para modelizar datos secuenciales de , como los datos de series temporales sobre el metabolismo de fármacos, lo que permite comprender mejor la posibilidad de que se formen metabolitos tóxicos.
5. **Medicina personalizada:**
   - La medicina personalizada pretende adaptar los tratamientos a cada paciente en función de su composición genética, estilo de vida y otros factores. El ML y la DL son fundamentales en este enfoque, ya que pueden analizar grandes cantidades de datos procedentes de registros sanitarios electrónicos (EHR), genómica, proteómica y otras fuentes para predecir qué tratamientos son probablemente más eficaces para un paciente determinado. Los modelos de ML pueden identificar biomarcadores que predicen la respuesta al tratamiento, mientras que los modelos de DL pueden integrar diversos tipos de datos para proporcionar una comprensión más completa de la enfermedad de un paciente y de las posibles opciones de tratamiento. Por ejemplo, los modelos de DL pueden analizar datos de imagen, como las exploraciones radiológicas, junto con datos genómicos para predecir cómo responderá un paciente a un tratamiento específico contra el cáncer.

Retos y limitaciones

Aunque el ML y la DL ofrecen ventajas significativas en el descubrimiento de fármacos, también presentan varios retos:

1. **Calidad y disponibilidad de los datos:**
   - Los modelos ML y DL requieren grandes cantidades de datos de alta calidad para ser eficaces. Sin embargo, en el descubrimiento de fármacos, los datos suelen ser ruidosos, incompletos o sesgados. Por ejemplo, los datos preclínicos de estudios con animales no siempre se trasladan bien a la biología humana, lo que da lugar a predicciones inexactas. Además, es posible que los datos de las empresas farmacéuticas no estén fácilmente disponibles, lo que limita la capacidad de crear modelos sólidos.
2. **Interpretabilidad del modelo:**
   - Uno de los retos de los modelos de AD, en particular, es su falta de interpretabilidad. Aunque los modelos DL pueden hacer predicciones muy precisas, a menudo se describen como "cajas negras" porque es difícil entender cómo llegan a sus decisiones. Esta falta de transparencia puede ser un obstáculo importante en el descubrimiento de fármacos, donde es crucial comprender los mecanismos biológicos subyacentes.
3. **Sobreajuste y generalización:**
   - La sobreadaptación se produce cuando un modelo funciona bien con los datos de entrenamiento pero no consigue generalizar con datos nuevos que no se han visto. Se trata de un problema común en ML y DL, sobre todo cuando los modelos se entrenan en conjuntos de datos pequeños o cuando los datos no son representativos de la población en general. Garantizar que los modelos generalicen bien a los nuevos datos es fundamental en el descubrimiento de fármacos, donde el objetivo final es desarrollar tratamientos que sean eficaces en diversas poblaciones de pacientes.
4. **Consideraciones reglamentarias y éticas:**
   - El uso del ML y la DL en el descubrimiento de fármacos plantea consideraciones normativas y éticas. Por ejemplo, ¿cómo deben evaluar los reguladores la seguridad y eficacia de los medicamentos

desarrollados u optimizados mediante IA? Además, existen preocupaciones éticas en torno al uso de datos de pacientes en modelos de ML y DL, en particular en relación con la privacidad y el consentimiento informado. Abordar estas cuestiones será esencial a medida que la IA siga desempeñando un papel más importante en el descubrimiento de fármacos.

Orientaciones futuras

El futuro del ML y la DL en el descubrimiento de fármacos es prometedor, con varios avances interesantes en el horizonte:

1. **Integración con otras técnicas de IA:**
   - El ML y la DL se integran cada vez más con otras técnicas de IA, como el procesamiento del lenguaje natural (NLP), el aprendizaje por refuerzo (RL) y la visión por ordenador, para crear plataformas de descubrimiento de fármacos más completas. Por ejemplo, los modelos de ML pueden combinarse con NLP para analizar la literatura científica e identificar nuevas dianas farmacológicas, o con RL para optimizar los regímenes de dosificación de fármacos.
2. **Avances en la interpretabilidad de modelos:**
   - Los investigadores están desarrollando nuevas técnicas para hacer más interpretables los modelos de ML y DL, lo que podría ayudar a superar uno de los principales obstáculos para su adopción en el descubrimiento de fármacos. Por ejemplo, se están utilizando mecanismos de atención y técnicas de IA explicable (XAI) para comprender cómo toman decisiones los modelos, lo que podría mejorar la confianza en el descubrimiento de fármacos basado en IA.
3. **Aprendizaje federado y AI preservadora de la privacidad:**
   - El aprendizaje federado es un enfoque emergente que permite entrenar modelos de ML en fuentes de datos descentralizadas preservando la privacidad de los datos. Esto podría ser especialmente valioso en el descubrimiento de fármacos, donde el acceso a datos confidenciales suele ser un obstáculo. También se están explorando técnicas de IA que preservan la privacidad, como la privacidad diferencial y el cifrado homomórfico, para permitir el uso de datos sensibles en modelos de ML y DL sin comprometer la privacidad.

4. **Aplicación en enfermedades raras:**
   - El ML y el DL tienen un gran potencial para el descubrimiento de fármacos en enfermedades raras, donde los datos suelen ser limitados. Aprovechando el aprendizaje por transferencia, en el que los modelos entrenados en grandes conjuntos de datos se perfeccionan en conjuntos de datos más pequeños, los investigadores pueden aplicar las técnicas de ML y DL a las enfermedades raras, identificando nuevos fármacos candidatos y adaptando los existentes a estas patologías.

Procesamiento del lenguaje natural (PLN)

Introducción al procesamiento del lenguaje natural en el descubrimiento de fármacos

El Procesamiento del Lenguaje Natural (PLN) es una rama de la inteligencia artificial que se centra en la interacción entre los ordenadores y el lenguaje humano. En el descubrimiento de fármacos, el PLN desempeña un papel crucial en la extracción de información valiosa a partir de las enormes cantidades de datos no estructurados disponibles en la literatura científica, patentes, informes de ensayos clínicos, historiales médicos electrónicos (HCE) y otras fuentes textuales. Las técnicas de PLN permiten procesar y analizar automáticamente estos datos, lo que permite a los investigadores identificar nuevas dianas farmacológicas, comprender los mecanismos de las enfermedades y optimizar las estrategias de desarrollo de fármacos. La capacidad de la PNL para interpretar y generar lenguaje humano la convierte en una poderosa herramienta en la industria farmacéutica, donde es fundamental mantenerse al día de las últimas investigaciones y conocimientos.

Aplicaciones del procesamiento del lenguaje natural al descubrimiento de fármacos

1. **Minería de Literatura y Extracción de Conocimiento:**
   - Una de las principales aplicaciones de la PNL en el descubrimiento de fármacos es la minería bibliográfica, en la que se utilizan algoritmos de PNL para extraer información relevante de publicaciones científicas, patentes y otras fuentes textuales. El enorme volumen de literatura biomédica que se publica a diario hace imposible que los investigadores revisen manualmente todos los artículos relevantes. Las técnicas de PLN, como el reconocimiento de entidades con nombre (NER) y la extracción de relaciones , pueden identificar automáticamente

entidades clave como genes, proteínas, enfermedades y fármacos, así como las relaciones entre ellos. Esto permite a los investigadores identificar rápidamente posibles dianas farmacológicas, comprender las vías de la enfermedad y explorar hipótesis terapéuticas.

2. **Identificación de dianas farmacológicas:**
   - La PNL puede utilizarse para identificar nuevas dianas farmacológicas analizando la literatura científica y los datos de ensayos clínicos. Por ejemplo, los algoritmos de PNL pueden buscar en las publicaciones menciones de genes o proteínas asociados a enfermedades concretas. Al extraer y analizar estas menciones, la PNL puede ayudar a los investigadores a identificar posibles dianas farmacológicas que no se hayan explorado previamente. Además, la PNL puede utilizarse para analizar asociaciones entre genes y enfermedades mediante la extracción de estudios genómicos a gran escala e informes clínicos, lo que contribuye aún más a la identificación de dianas.
3. **Emparejamiento y reclutamiento de ensayos clínicos:**
   - El reclutamiento de pacientes para ensayos clínicos es un reto importante en el desarrollo de fármacos. La PNL puede ayudar en este proceso analizando las historias clínicas electrónicas (HCE) y los criterios de elegibilidad de los ensayos clínicos para emparejar a los pacientes con los ensayos adecuados. Los algoritmos de PLN pueden extraer automáticamente información relevante de las HCE, como datos demográficos del paciente, historial médico y estado de la enfermedad, y compararla con los criterios de inclusión y exclusión de los ensayos clínicos en curso. Esto puede agilizar el proceso de reclutamiento, reducir el tiempo necesario para inscribir a los pacientes y garantizar que los ensayos se completen con los candidatos adecuados.
4. **Farmacovigilancia y detección de acontecimientos adversos:**
   - La farmacovigilancia consiste en supervisar la seguridad de los medicamentos una vez aprobados y comercializados. La PNL puede mejorar los esfuerzos de farmacovigilancia detectando y analizando automáticamente informes de acontecimientos adversos a medicamentos (ADE) procedentes de diversas fuentes, como HCE,

redes sociales y foros de pacientes. Los algoritmos de PNL pueden identificar menciones de fármacos específicos y acontecimientos adversos, extraer detalles relevantes y señalar posibles problemas de seguridad para su posterior investigación. Este seguimiento en tiempo real puede ayudar a las empresas farmacéuticas y a las agencias reguladoras a identificar problemas de seguridad en una fase temprana y tomar las medidas adecuadas.

5. **Reutilización de fármacos:**
   - La PNL también es decisiva en la reconversión de fármacos, donde se exploran medicamentos existentes para nuevas indicaciones terapéuticas. Analizando bibliografía, datos de ensayos clínicos y otras fuentes textuales, la PNL puede identificar fármacos que han demostrado interactuar con dianas relevantes para distintas enfermedades. Por ejemplo, la PNL puede escanear registros y bases de datos de ensayos clínicos en busca de usos no indicados en la etiqueta de los fármacos o menciones de efectos terapéuticos inesperados, proporcionando pistas sobre posibles oportunidades de reutilización.
6. **Análisis de patentes e inteligencia competitiva:**
   - La industria farmacéutica es muy competitiva, y mantenerse por delante de los competidores requiere un seguimiento continuo de las solicitudes de patentes y de la situación de la propiedad intelectual. La PNL puede utilizarse para analizar documentos de patentes, identificar tendencias clave y supervisar las actividades de los competidores. Por ejemplo, los algoritmos de PNL pueden extraer información sobre nuevos compuestos, proteínas diana y áreas terapéuticas de las solicitudes de patentes, lo que ayuda a las empresas a comprender dónde centran sus esfuerzos sus competidores. Esta información puede utilizarse para orientar decisiones estratégicas, como la identificación de oportunidades para la presentación de patentes o la comprensión de posibles retos para la entrada en el mercado.
7. **Análisis del sentimiento y perspectivas de los pacientes:**
   - Conocer las experiencias y opiniones de los pacientes es cada vez más importante en el desarrollo de fármacos. Las técnicas de PLN, como el análisis de sentimientos, pueden utilizarse para analizar las reseñas de

los pacientes, las publicaciones en redes sociales y los foros en línea para medir la percepción pública de un fármaco o tratamiento. Mediante el análisis de las opiniones de los pacientes, las empresas farmacéuticas pueden obtener información sobre la eficacia, los efectos secundarios y la satisfacción general con un tratamiento, lo que puede servir de base para las estrategias de marketing, las iniciativas de participación de los pacientes y la vigilancia posterior a la comercialización.

Retos y limitaciones

Aunque la PNL ofrece un importante potencial para el descubrimiento de fármacos, existen varios retos y limitaciones:

1. **Calidad de los datos y ambigüedad:**
   - Los algoritmos de PLN dependen de la calidad de los datos textuales que procesan. Sin embargo, la literatura científica y otras fuentes textuales pueden ser ambiguas, contener jerga y variar en calidad. Por ejemplo, distintos estudios de pueden utilizar terminologías o abreviaturas diferentes para un mismo concepto, lo que dificulta a los algoritmos de PLN la extracción precisa de la información. Además, el contexto en el que se utilizan los términos puede afectar significativamente a su significado, lo que puede dar lugar a interpretaciones erróneas por parte de los modelos de PNL.
2. **Retos lingüísticos y específicos de cada ámbito:**
   - Los modelos de PLN entrenados con datos de lenguaje general pueden no funcionar bien en ámbitos especializados como la biomedicina, donde el lenguaje utilizado es muy técnico y específico. El desarrollo de modelos de PLN capaces de comprender y procesar con precisión el lenguaje biomédico requiere acceso a grandes corpus específicos del ámbito y conocimientos especializados tanto en procesamiento del lenguaje natural como en el campo biomédico. Además, el rápido ritmo de los avances científicos hace que se introduzcan constantemente nuevos términos y conceptos, lo que obliga a actualizar continuamente los modelos de PLN.
3. **Interpretabilidad y explicabilidad:**

- Al igual que los modelos de ML y DL, los modelos de PLN pueden actuar a veces como "cajas negras", dificultando la comprensión de cómo han llegado a una conclusión o extracción concreta. Esta falta de interpretabilidad puede ser un obstáculo para su adopción en el descubrimiento de fármacos, donde es crucial comprender la lógica que subyace a un hallazgo. Por ejemplo, si un modelo de PNL identifica una posible diana farmacológica en la literatura, los investigadores necesitan comprender las pruebas y el razonamiento que hay detrás de esa identificación para evaluar su validez.

4. **Manejo de conjuntos de datos grandes y desestructurados:**
   - La ingente cantidad de datos no estructurados en forma de literatura científica, patentes e informes de ensayos clínicos supone un reto importante para la PNL. El procesamiento y análisis de estos grandes conjuntos de datos requiere importantes recursos informáticos y sofisticados algoritmos capaces de manejar los matices del texto no estructurado. Además, la integración de información procedente de múltiples fuentes para generar una comprensión global de un tema es una tarea compleja que requiere técnicas avanzadas de PNL.
5. **Consideraciones reglamentarias y éticas:**
   - El uso de la PNL en el descubrimiento de fármacos plantea varias consideraciones normativas y éticas. Por ejemplo, la extracción y el análisis automáticos de datos de pacientes a partir de HCE deben cumplir la normativa de protección de datos, como el Reglamento General de Protección de Datos (RGPD) de la Unión Europea. Garantizar que las aplicaciones de PNL en el descubrimiento de fármacos se adhieran a estas regulaciones es esencial para proteger la privacidad del paciente y mantener la confianza. Además, existen preocupaciones éticas relacionadas con los posibles sesgos en los algoritmos de PNL, que podrían afectar a los resultados de los esfuerzos de descubrimiento de fármacos.

Orientaciones futuras

El futuro de la PNL en el descubrimiento de fármacos es prometedor, con varias tendencias y tecnologías emergentes preparadas para aumentar su impacto:

1. **Integración con grafos de conocimiento:**

- Los grafos de conocimiento son representaciones estructuradas del conocimiento que capturan entidades (como fármacos, proteínas y enfermedades) y sus relaciones. La integración de la PNL con los grafos de conocimiento puede mejorar la extracción de información significativa a partir de texto no estructurado y proporcionar una comprensión más completa de los sistemas biológicos complejos. Por ejemplo, la PNL puede utilizarse para rellenar y actualizar los grafos de conocimiento con los últimos descubrimientos de la literatura científica, lo que permite realizar análisis más precisos y actualizados.

2. **Avances en aprendizaje por transferencia y modelos preentrenados:**
   - El aprendizaje por transferencia, en el que un modelo preentrenado se ajusta a una tarea o dominio específicos, es cada vez más importante en PNL. Los modelos lingüísticos preformados, como BERT (Bidirectional Encoder Representations from Transformers) y GPT (Generative Pre-trained Transformer), han demostrado un rendimiento notable en diversas tareas de PNL. En el descubrimiento de fármacos, estos modelos pueden afinarse en corpus biomédicos para mejorar su capacidad de procesar y comprender el lenguaje específico del dominio. Este planteamiento puede reducir la necesidad de grandes conjuntos de datos de entrenamiento específicos del campo y acelerar el desarrollo de aplicaciones de PLN.
3. **Mejora de la síntesis y generación de textos:**
   - El resumen de textos es una importante tarea de PNL en el descubrimiento de fármacos, donde los investigadores necesitan revisar rápidamente grandes volúmenes de literatura. Los avances en PNL están dando lugar a algoritmos de resumen más sofisticados que pueden generar resúmenes concisos y precisos de artículos científicos, informes de ensayos clínicos y patentes. Además, se están explorando técnicas de generación de texto, como las utilizadas en los modelos GPT, para tareas como la generación de hipótesis, la redacción de solicitudes de patentes o incluso la asistencia en la redacción de manuscritos científicos.
4. **PNL multimodal:**

- o La PNL multimodal implica la integración de texto con otros tipos de datos, como imágenes, gráficos y datos estructurados. En el descubrimiento de fármacos, la PNL multimodal puede utilizarse para analizar documentos científicos que incluyen tanto texto como figuras (por ejemplo, estructuras moleculares, gráficos de resultados experimentales) para proporcionar una comprensión más completa del contenido. Este enfoque puede mejorar la extracción de información de documentos complejos y ricos en multimedia y facilitar análisis más holísticos.

5. **Plataformas colaborativas de IA:**
   - o Se espera que el desarrollo de plataformas colaborativas de IA que integren la PLN con otras técnicas de IA, como el ML, la DL y la visión por ordenador, impulse una mayor innovación en el descubrimiento de fármacos. Estas plataformas pueden permitir a los investigadores realizar análisis integrados de múltiples tipos de datos, como texto, imágenes y datos estructurados, para identificar nuevos fármacos candidatos, optimizar sus propiedades y predecir resultados clínicos. Al combinar los puntos fuertes de las distintas técnicas de IA, estas plataformas pueden proporcionar información más completa y precisa.

Visión por ordenador

Introducción a la visión por ordenador en el descubrimiento de fármacos

La visión por ordenador (VC) es un campo de la inteligencia artificial que permite a las máquinas interpretar y procesar la información visual del mundo, de forma muy similar a la visión humana. En el descubrimiento de fármacos, la CV desempeña un papel crucial en el análisis de datos visuales, como imágenes médicas, imágenes de microscopía, estructuras químicas y datos de cribado de alto contenido. La capacidad de la CV para analizar e interpretar automáticamente datos visuales complejos ha revolucionado varios aspectos del descubrimiento de fármacos, desde el cribado en fases tempranas y la identificación de dianas hasta la evaluación de la eficacia y seguridad de los medicamentos. Las técnicas de CV se están integrando cada vez más con otros métodos de IA, como el aprendizaje automático y el aprendizaje profundo, para proporcionar potentes herramientas que aceleren el desarrollo de fármacos.

Aplicaciones de la visión por ordenador al descubrimiento de fármacos

1. **Cribado de alto contenido (HCS):**
   - El cribado de alto contenido (HCS) es una potente técnica utilizada en el descubrimiento de fármacos para analizar los efectos de los candidatos a fármacos en los fenotipos celulares. El HCS genera grandes volúmenes de datos de imagen, capturando información detallada sobre la morfología celular, la estructura de los orgánulos y la localización de proteínas. Los algoritmos de CV se utilizan para procesar y analizar automáticamente estas imágenes, extrayendo características cuantitativas que pueden utilizarse para evaluar la actividad biológica de los compuestos. Por ejemplo, la CV puede identificar cambios en la forma, el tamaño y la estructura de las células en respuesta al tratamiento, proporcionando información sobre los mecanismos de acción y la toxicidad potencial de los fármacos candidatos.
2. **Análisis de imágenes de microscopía:**
   - La microscopía es una herramienta fundamental en la investigación biológica, que permite a los científicos visualizar células, tejidos y moléculas en alta resolución. En el descubrimiento de fármacos, las imágenes de microscopía se utilizan para estudiar los efectos de los fármacos en los procesos celulares, como la división celular, la apoptosis y la migración. Para analizar estas imágenes se emplean técnicas de CV que permiten detectar y cuantificar automáticamente los fenómenos celulares. Por ejemplo, la CV puede utilizarse para seguir el movimiento de las células a lo largo del tiempo, medir la intensidad de los marcadores fluorescentes y detectar la formación de estructuras celulares. Este análisis automatizado es esencial para el cribado de fármacos de alto rendimiento y para estudiar los efectos de los fármacos en sistemas biológicos complejos.
3. **Análisis de datos de imágenes médicas:**
   - Las técnicas de imagen médica, como la resonancia magnética (RM), la tomografía computarizada (TC) y la tomografía por emisión de positrones (PET), se utilizan ampliamente en el descubrimiento y desarrollo de fármacos para evaluar sus efectos en tejidos y órganos. Para analizar estas imágenes se utilizan algoritmos de CV que

proporcionan mediciones cuantitativas de los volúmenes tisulares, el tamaño de las lesiones y otras características anatómicas. En oncología, por ejemplo , la CV se utiliza para evaluar el tamaño de los tumores y la respuesta al tratamiento mediante el análisis de tomografías computarizadas o resonancias magnéticas. En neurología, la CV se aplica a los datos de IRM para estudiar los efectos de los fármacos en la estructura y función cerebrales. La capacidad de cuantificar con precisión los cambios en los datos de las imágenes médicas es fundamental para evaluar la eficacia y la seguridad de los fármacos en los ensayos clínicos.

4. **Análisis de la estructura química:**
   - El análisis de estructuras químicas es un paso clave en el descubrimiento de fármacos, en el que los investigadores necesitan comprender las relaciones entre las estructuras moleculares y la actividad biológica. Las técnicas de CV pueden utilizarse para analizar e interpretar estructuras químicas, como gráficos moleculares y representaciones 2D/3D de moléculas. Por ejemplo, los algoritmos de CV pueden utilizarse para identificar grupos funcionales, detectar motivos estructurales y predecir la reactividad de los enlaces químicos. Además, la CV puede integrarse con modelos de aprendizaje profundo para predecir las propiedades de los compuestos químicos, como la solubilidad, la permeabilidad y la afinidad de unión. Este análisis automatizado de estructuras químicas acelera la identificación de compuestos principales y ayuda en la optimización de fármacos candidatos.
5. **Análisis de imágenes de tejidos e histopatología:**
   - La histopatología consiste en examinar muestras de tejido al microscopio para estudiar los efectos de las enfermedades y los tratamientos en la estructura de los tejidos. Los algoritmos de CV se utilizan para analizar imágenes histopatológicas, lo que permite detectar y cuantificar automáticamente las características de los tejidos, como la densidad celular, la arquitectura tisular y la presencia de marcadores patológicos. En el descubrimiento de fármacos, la CV puede utilizarse para evaluar los efectos de fármacos candidatos en

muestras de tejidos, lo que permite conocer su potencial terapéutico y su seguridad. Por ejemplo, la CV puede cuantificar la extensión del daño tisular, la inflamación o la fibrosis en respuesta al tratamiento, ayudando a los investigadores a evaluar la eficacia y la seguridad de los nuevos fármacos.

6. **Detección automatizada de drogas y toxicología:**
   - El cribado automatizado de fármacos implica el uso de robótica y CV para realizar ensayos de alto rendimiento que prueban los efectos de miles de compuestos en sistemas biológicos. La CV se utiliza para analizar las imágenes resultantes, identificando y cuantificando automáticamente los efectos de cada compuesto . Esto incluye la evaluación de la viabilidad celular, la medición de los niveles de expresión de proteínas y la detección de cambios morfológicos. La CV también se aplica en estudios toxicológicos para detectar signos de toxicidad, como cambios en la morfología celular, apoptosis y necrosis. Al automatizar el análisis de los datos de cribado y toxicología, la CV permite una identificación más rápida y precisa de los fármacos candidatos prometedores y de los posibles problemas de seguridad.
7. **Cribado virtual y acoplamiento molecular:**
   - El cribado virtual es una técnica computacional utilizada para identificar posibles fármacos candidatos mediante la predicción de su afinidad de unión a una proteína diana. Las técnicas de CV pueden integrarse con simulaciones de acoplamiento molecular para visualizar y analizar las interacciones entre pequeñas moléculas y proteínas diana. Por ejemplo, la CV puede utilizarse para visualizar las posturas de acoplamiento de los compuestos, identificar las interacciones clave y evaluar el ajuste de la molécula en el sitio de unión. Este análisis visual ayuda a los investigadores a comprender la base estructural de las interacciones entre fármacos y dianas y a orientar el diseño de compuestos más potentes y selectivos.

Retos y limitaciones

A pesar de las numerosas ventajas de la CV en el descubrimiento de fármacos, existen varios retos y limitaciones:

1. **Complejidad de los datos biológicos:**

- Los datos biológicos, en particular las imágenes, son muy complejos y heterogéneos. La variabilidad en la preparación de las muestras, las condiciones de obtención de imágenes y los procesos biológicos pueden introducir ruido y artefactos en los datos, lo que dificulta la interpretación precisa de las imágenes por parte de los algoritmos de CV. Además, las estructuras biológicas, como las células y los tejidos, pueden presentar una amplia gama de morfologías, lo que complica aún más el análisis de las imágenes. Desarrollar algoritmos de CV robustos que puedan manejar esta complejidad y variabilidad es un reto importante.

2. **Anotación y etiquetado de datos:**
   - Los algoritmos de CV necesitan datos de entrenamiento etiquetados para aprender a reconocer e interpretar las características de las imágenes. Sin embargo, el proceso de anotación y etiquetado de imágenes biológicas requiere mucho tiempo y conocimientos especializados. Por ejemplo, para etiquetar tipos de células en una imagen de microscopía o para anotar regiones de interés en un portaobjetos de histopatología en se requieren conocimientos especializados. La disponibilidad de conjuntos de datos etiquetados de alta calidad es un factor limitante en el desarrollo de algoritmos de CV para el descubrimiento de fármacos.
3. **Interpretabilidad de los modelos de CV:**
   - Al igual que ocurre con otras técnicas de IA, la interpretabilidad de los modelos de CV es una preocupación fundamental en el descubrimiento de fármacos. Aunque los algoritmos de CV pueden realizar predicciones y mediciones precisas, comprender cómo llegan a estos resultados es importante para validar sus hallazgos y obtener información sobre los procesos biológicos subyacentes. La falta de interpretabilidad de algunos modelos de CV, en particular los basados en el aprendizaje profundo, puede obstaculizar su adopción en el descubrimiento de fármacos, donde la transparencia y la comprensión son esenciales.
4. **Integración con otros tipos de datos:**

- La CV se utiliza a menudo junto con otros tipos de datos, como los genéticos, proteómicos y químicos, para obtener una comprensión más completa de los sistemas biológicos. Sin embargo, la integración de la CV con estos otros tipos de datos presenta desafíos técnicos, como la estandarización, la alineación y la fusión de datos. Garantizar que los análisis de CV sean coherentes con otros tipos de datos y que contribuyan a una comprensión unificada del sistema biológico es una tarea compleja.

5. **Infraestructura y recursos informáticos:**
   - El análisis de datos de imagen a gran escala, como los conjuntos de datos de cribado de alto contenido o de imagen médica, requiere importantes recursos computacionales. El desarrollo y despliegue de algoritmos de CV suele implicar el uso de potentes unidades de procesamiento gráfico (GPU) e infraestructuras de almacenamiento y procesamiento de datos a gran escala. Garantizar que los equipos de investigación tengan acceso a los recursos computacionales y la infraestructura necesarios es un reto clave en la aplicación de la CV al descubrimiento de fármacos.

Orientaciones futuras

El futuro de la CV en el descubrimiento de fármacos es prometedor, con varias tendencias y tecnologías emergentes preparadas para aumentar su impacto:

1. **Avances en aprendizaje profundo para CV:**
   - El aprendizaje profundo ha revolucionado la CV, dando lugar al desarrollo de modelos más precisos y robustos para el análisis de imágenes. Las redes neuronales convolucionales (CNN) y otras arquitecturas de aprendizaje profundo se están mejorando continuamente para manejar datos de imágenes cada vez más complejos. Se espera que los futuros avances en el aprendizaje profundo, como el aprendizaje autosupervisado y el aprendizaje por transferencia, mejoren aún más las capacidades del CV en el descubrimiento de fármacos.
2. **Análisis e imágenes 3D:**
   - El uso de técnicas de imagen 3D, como la microscopía confocal, la criomicroscopía electrónica (crioEM) y la histopatología 3D, es cada

vez más frecuente en el descubrimiento de fármacos. Se están desarrollando algoritmos de CV para analizar estas imágenes 3D, que proporcionan representaciones más detalladas y precisas de las estructuras biológicas. La capacidad de analizar imágenes tridimensionales mejorará el estudio de las interacciones entre fármacos y dianas, la arquitectura de los tejidos y los procesos celulares, lo que dará lugar a nuevas perspectivas en el descubrimiento de fármacos.

3. **Integración con datos multiómicos:**
   - Se espera que la integración de la CV con datos multiómicos, incluidos los genómicos, transcriptómicos, proteómicos y metabolómicos, proporcione una comprensión más completa de los efectos de los fármacos en los sistemas biológicos. Combinando los datos visuales con los moleculares, los investigadores pueden profundizar en los mecanismos de acción, identificar biomarcadores y optimizar los fármacos candidatos. El desarrollo de algoritmos de CV multimodales capaces de manejar e integrar diversos tipos de datos es un área de investigación apasionante.
4. **Análisis de imágenes en tiempo real y retroalimentación:**
   - Se espera que el desarrollo de algoritmos de CV en tiempo real capaces de analizar las imágenes a medida que se capturan y proporcionar información inmediata acelere los flujos de trabajo de descubrimiento de fármacos. Por ejemplo, el análisis en tiempo real de imágenes de cribado de alto contenido podría permitir la identificación inmediata de compuestos prometedores o posibles problemas de seguridad, permitiendo a los investigadores ajustar las condiciones experimentales sobre la marcha. Esta capacidad mejorará la eficiencia y la capacidad de respuesta de los esfuerzos de descubrimiento de fármacos.
5. **Sistemas de laboratorio automatizados y robótica:**
   - Se espera que la integración de la CV con los sistemas automatizados de laboratorio y la robótica mejore aún más el cribado de alto rendimiento y el descubrimiento de fármacos. Los algoritmos de CV pueden utilizarse para guiar a los sistemas robóticos en tareas como la manipulación de muestras, la adquisición de imágenes y el análisis de

datos. Esta automatización permitirá procesos de descubrimiento de fármacos más eficientes y precisos, reduciendo el tiempo y los costes asociados a la intervención manual.

Aprendizaje por refuerzo

Introducción al aprendizaje por refuerzo en el descubrimiento de fármacos

El aprendizaje por refuerzo (RL) es un tipo de aprendizaje automático en el que un agente aprende a tomar decisiones interactuando con un entorno y recibiendo retroalimentación en forma de recompensas o penalizaciones. El aprendizaje por refuerzo ha cobrado gran importancia en el descubrimiento de fármacos por su capacidad para optimizar los procesos de toma de decisiones en entornos complejos y dinámicos. A diferencia del aprendizaje supervisado, en el que el modelo se entrena a partir de datos etiquetados, la RL permite al agente explorar y aprender de sus acciones, lo que la hace especialmente adecuada para tareas en las que la estrategia óptima no es inmediatamente evidente. En el descubrimiento de fármacos, la RL se utiliza para optimizar varias etapas del proceso de desarrollo, desde la optimización de pistas hasta el diseño de ensayos clínicos.

Aplicaciones del aprendizaje por refuerzo al descubrimiento de fármacos

1. **Optimización de clientes potenciales:**
   - La optimización de los compuestos principales es una fase crítica del descubrimiento de fármacos en la que los investigadores perfeccionan los compuestos principales para mejorar su eficacia, seguridad y propiedades farmacocinéticas. La RL puede utilizarse para automatizar y optimizar este proceso explorando el vasto espacio químico de las posibles modificaciones de un compuesto principal. En este contexto, el agente de RL interactúa con un entorno virtual que simula las propiedades químicas y la actividad biológica de los compuestos. El objetivo del agente es identificar modificaciones que mejoren las propiedades farmacológicas del compuesto y minimicen los efectos indeseables. La señal de recompensa en este escenario podría basarse en la afinidad de unión prevista, la solubilidad, la toxicidad u otras propiedades relevantes. Mediante la exploración iterativa del espacio químico, el agente de RL puede descubrir nuevos compuestos que cumplan los criterios deseados.
2. **Diseño de fármacos y generación molecular:**

- La RL ha demostrado ser muy prometedora en el diseño de novo de moléculas con propiedades específicas. En esta aplicación, el agente de RL se encarga de generar nuevas estructuras moleculares que satisfagan objetivos predefinidos, como una alta afinidad de unión a una proteína diana, una baja toxicidad o una farmacocinética favorable. El agente recibe recompensas en función de lo bien que las moléculas generadas cumplan estos objetivos. Este planteamiento permite a los investigadores explorar nuevos espacios químicos y diseñar compuestos que podrían no ser accesibles mediante los métodos tradicionales de descubrimiento de fármacos. Una de las principales ventajas del uso de la RL en el diseño de fármacos es su capacidad para equilibrar múltiples objetivos simultáneamente, lo que conduce a la generación de candidatos a fármacos con perfiles generales óptimos.

3. **Medicina personalizada y regímenes de dosificación:**
    - La medicina personalizada pretende adaptar los tratamientos a cada paciente en función de su composición genética, su historial médico y otros factores. La RL puede utilizarse para optimizar los regímenes de dosificación de los tratamientos personalizados aprendiendo de los datos específicos de cada paciente. En esta aplicación, el agente de RL interactúa con un entorno de paciente simulado, donde recibe información basada en la respuesta del paciente a diferentes estrategias de dosificación. El objetivo del agente es identificar el régimen de dosificación que maximiza la eficacia terapéutica al tiempo que minimiza los efectos secundarios para cada paciente. Este planteamiento puede conducir a tratamientos más eficaces y seguros, sobre todo en enfermedades complejas como el cáncer, en las que la dosis óptima puede variar considerablemente de un paciente a otro.
4. **Diseño y optimización de ensayos clínicos:**
    - El diseño y la realización de ensayos clínicos es un proceso complejo que requiere muchos recursos y una planificación cuidadosa para garantizar que los ensayos generen datos significativos al tiempo que se protege la seguridad de los pacientes. La RL puede utilizarse para optimizar diversos aspectos del diseño de ensayos clínicos, como el reclutamiento de pacientes, las estrategias de dosificación y la selección

de criterios de valoración. Por ejemplo, un agente de RL podría simular diferentes diseños de ensayos y recibir recompensas en función de criterios como la probabilidad de alcanzar significación estadística, las tasas de retención de pacientes y el coste total del ensayo. Al explorar diferentes estrategias de diseño, el agente de RL puede identificar el diseño de ensayo óptimo que equilibre el rigor científico con las consideraciones prácticas. Además, la RL puede utilizarse para adaptar los diseños de los ensayos en tiempo real en función de los resultados provisionales, lo que permite realizar ensayos clínicos más eficientes y con mayor capacidad de respuesta.

5. **Modelización predictiva e interacciones medicamentosas:**
   - Las interacciones medicamentosas (DDI) son un importante motivo de preocupación en el desarrollo de fármacos, ya que pueden provocar efectos adversos o reducir la eficacia cuando se toman varios medicamentos juntos. La RL puede aplicarse para predecir y mitigar las DDI mediante la simulación de interacciones entre distintos compuestos farmacológicos. En esta aplicación, el agente RL aprende a identificar combinaciones de fármacos que pueden interactuar de forma perjudicial y sugiere combinaciones alternativas o estrategias de dosificación para evitar estas interacciones. El agente recibe recompensas en función de la seguridad y eficacia previstas de las combinaciones de fármacos. Este enfoque puede ayudar a los investigadores a identificar y evitar posibles DDI en una fase temprana del proceso de desarrollo de fármacos, reduciendo el riesgo de acontecimientos adversos en los ensayos clínicos y la vigilancia posterior a la comercialización.
6. **Asignación de recursos en el descubrimiento de fármacos:**
   - El descubrimiento de fármacos implica la asignación de recursos en múltiples fases de desarrollo, como la investigación, las pruebas preclínicas y los ensayos clínicos. La RL puede utilizarse para optimizar la asignación de recursos aprendiendo de decisiones y resultados anteriores. Por ejemplo, un agente de RL podría aprender a asignar recursos de forma más eficaz dando prioridad a los compuestos o proyectos con mayores probabilidades de éxito, basándose en datos

históricos y en información en tiempo real. El agente recibe recompensas en función de la eficiencia global y la tasa de éxito del proceso de descubrimiento de fármacos. Este planteamiento puede ayudar a las empresas farmacéuticas a maximizar el rendimiento de la inversión y acelerar el desarrollo de nuevas terapias.

7. **Diseño experimental adaptativo:**
   - En el descubrimiento de fármacos, los investigadores a menudo necesitan diseñar experimentos que exploren los efectos de distintas variables, como la concentración del compuesto, la temperatura o el tiempo. La RL puede utilizarse para optimizar el diseño de estos experimentos aprendiendo qué variables son las más importantes y cómo deben manipularse para lograr el resultado deseado. El agente RL interactúa con un entorno experimental simulado, recibiendo recompensas basadas en la calidad y relevancia de los datos generados por los experimentos. Al adaptar el diseño experimental en tiempo real en función de los resultados, el agente RL puede mejorar la eficiencia y la eficacia del proceso de investigación, lo que conduce a un descubrimiento más rápido y preciso de nuevos candidatos a fármacos.

Retos y limitaciones

Aunque la RL ofrece un potencial significativo en el descubrimiento de fármacos, también presenta varios retos y limitaciones:

1. **Dilema entre exploración y explotación:**
   - Uno de los principales retos de la RL es el dilema entre exploración y explotación, en el que el agente debe equilibrar la exploración de nuevas acciones (exploración) con la realización de acciones que previamente le han reportado grandes recompensas (explotación). En el descubrimiento de fármacos, este dilema puede manifestarse en la disyuntiva entre explorar nuevos espacios químicos y optimizar compuestos conocidos. Lograr el equilibrio adecuado es crucial para el éxito de la RL en este ámbito, pero a menudo es difícil de conseguir, especialmente en entornos con espacios de búsqueda grandes y complejos.
2. **Recompensas escasas y retrasadas:**

- En muchas aplicaciones de descubrimiento de fármacos, las recompensas en el entorno de la RL pueden ser escasas o demorarse. Por ejemplo, la recompensa final para un candidato a fármaco de éxito (por ejemplo, la aprobación de la FDA) puede que sólo se obtenga tras años de desarrollo y pruebas. Esto dificulta el aprendizaje de estrategias eficaces por parte del agente de la realidad virtual, ya que puede que no reciba información inmediata sobre sus acciones. El diseño de estructuras de recompensa que proporcionen una retroalimentación significativa y oportuna es un reto importante en la aplicación de la RL al descubrimiento de fármacos.

3. **Alta dimensionalidad y complejidad:**
   - El espacio químico en el descubrimiento de fármacos es vasto y altamente dimensional, con millones de posibles compuestos y numerosas variables que influyen en sus propiedades. Los agentes de RL deben navegar por este complejo espacio, que puede ser muy exigente desde el punto de vista computacional y difícil de modelar con precisión. Además, los sistemas biológicos en los que actúan los fármacos son en sí mismos muy complejos, con intrincadas redes de interacciones difíciles de captar en simulaciones. Para hacer frente a estos retos se necesitan algoritmos avanzados de RL e importantes recursos informáticos.
4. **Requisitos de datos y generalización de modelos:**
   - Los modelos de RL requieren grandes cantidades de datos para aprender con eficacia, sobre todo en entornos complejos como el descubrimiento de fármacos. Sin embargo, la generación de estos datos puede ser costosa y requerir mucho tiempo, sobre todo si implica la ejecución de simulaciones detalladas o la realización de experimentos. Además, los modelos de RL pueden tener dificultades para generalizar de entornos simulados a escenarios del mundo real, sobre todo si las simulaciones no son totalmente representativas de los sistemas biológicos implicados. Garantizar que los modelos de RL generalizan bien en diferentes contextos y tipos de datos es un reto clave en su aplicación al descubrimiento de fármacos.
5. **Consideraciones éticas y reglamentarias:**

- El uso de la RL en el descubrimiento de fármacos plantea consideraciones éticas y normativas, sobre todo cuando se trata del desarrollo y ensayo de nuevas terapias. Por ejemplo, si se utiliza un agente de RL para optimizar el diseño de ensayos clínicos, existen implicaciones éticas relacionadas con la seguridad del paciente y el consentimiento informado. Además, los organismos reguladores pueden exigir transparencia e interpretabilidad en las decisiones basadas en la RL, lo que puede ser difícil de conseguir con modelos complejos y de caja negra. Será esencial tener en cuenta estas consideraciones para adoptar con éxito la RL en el descubrimiento de fármacos.

Orientaciones futuras

El futuro de la RL en el descubrimiento de fármacos es prometedor, con varios avances interesantes en el horizonte:

1. **Avances en RL basado en modelos:**
    - Se espera que la RL basada en modelos, en la que el agente aprende un modelo del entorno y lo utiliza para planificar y simular posibles resultados, desempeñe un papel cada vez más importante en el descubrimiento de fármacos. Al construir y perfeccionar modelos de sistemas biológicos e interacciones químicas, la RL basada en modelos puede proporcionar predicciones más precisas y optimizar los procesos de toma de decisiones. Este planteamiento puede reducir la necesidad de una amplia experimentación en y permitir una exploración más eficiente del espacio químico.
2. **Integración con otras técnicas de IA:**
    - La RL se está integrando con otras técnicas de IA, como el aprendizaje automático, el aprendizaje profundo y el procesamiento del lenguaje natural, para crear plataformas de descubrimiento de fármacos más completas y potentes. Por ejemplo, la RL puede combinarse con modelos generativos profundos para optimizar el diseño molecular o con NLP para analizar la literatura científica e identificar nuevas dianas farmacológicas. Se espera que esta integración de técnicas mejore las capacidades de la RL y permita aplicaciones más sofisticadas en el descubrimiento de fármacos.

3. **Human-in-the-Loop RL:**
    - La RL human-in-the-loop consiste en incorporar la experiencia humana al proceso de RL, lo que permite un aprendizaje más guiado y eficiente. En el descubrimiento de fármacos, los investigadores pueden proporcionar información y conocimientos al agente de RL, ayudándole a navegar por complejos procesos de toma de decisiones y evitar estrategias subóptimas. Este enfoque colaborativo aprovecha los puntos fuertes tanto de la intuición humana como del aprendizaje automático, lo que se traduce en un descubrimiento de fármacos más eficaz y eficiente.
4. **RL para la optimización multiobjetivo:**
    - En el descubrimiento de fármacos, a menudo hay múltiples objetivos que deben optimizarse simultáneamente, como la eficacia, la seguridad y la farmacocinética. Se están desarrollando algoritmos de RL multiobjetivo para gestionar estas complejas compensaciones, permitiendo la generación de fármacos candidatos que logren un equilibrio entre objetivos contrapuestos. Se espera que este enfoque conduzca al desarrollo de fármacos candidatos más holísticos y completos.
5. **Aplicación en enfermedades raras y medicamentos huérfanos:**
    - La RL encierra un potencial significativo para el descubrimiento de fármacos en enfermedades raras y el desarrollo de medicamentos huérfanos, donde los datos suelen ser limitados y los enfoques tradicionales de descubrimiento de fármacos pueden ser menos eficaces. Aprovechando la capacidad de la RL para explorar y aprender de datos limitados, los investigadores pueden identificar nuevas oportunidades terapéuticas y optimizar las estrategias de tratamiento de enfermedades raras. Se espera que esta aplicación de la RL aborde necesidades médicas no cubiertas y contribuya al desarrollo de terapias para poblaciones de pacientes desatendidas.

Capítulo 4

Big Data y biología computacional

Análisis de datos genómicos

El análisis de datos genómicos es una piedra angular de la biología computacional moderna y del descubrimiento de fármacos. Implica el uso de métodos computacionales avanzados para interpretar las ingentes cantidades de datos generados a partir de estudios genómicos. Con la llegada de las tecnologías de secuenciación de alto rendimiento, como la secuenciación de próxima generación (NGS), el volumen de datos genómicos ha crecido exponencialmente, dando lugar a la era de los "grandes datos" en genómica. Este capítulo explora los métodos, las aplicaciones, los retos y las direcciones futuras del análisis de datos genómicos en el contexto del descubrimiento de fármacos, donde la capacidad de descodificar e interpretar el genoma humano ha revolucionado la comprensión de los mecanismos de las enfermedades y el desarrollo de terapias dirigidas.

El papel de los datos genómicos en el descubrimiento de fármacos

Los datos genómicos abarcan el conjunto completo de secuencias de ADN de un organismo, incluidos genes, elementos reguladores y regiones no codificantes. En el contexto del descubrimiento de fármacos, los datos genómicos tienen un valor incalculable por varias razones:

1. **Identificación de dianas farmacológicas:**
   - Comprender las bases genéticas de las enfermedades es fundamental para identificar nuevas dianas farmacológicas. Los datos genómicos pueden revelar mutaciones, patrones de expresión génica y otras alteraciones genéticas que contribuyen a la patología de las enfermedades. Mediante el análisis de estos datos, los investigadores pueden identificar genes o proteínas clave que desempeñan un papel en el desarrollo de la enfermedad, convirtiéndolos en posibles dianas para la intervención terapéutica.
2. **Medicina personalizada:**
   - Los datos genómicos permiten el desarrollo de la medicina personalizada, en la que los tratamientos se adaptan a la composición genética de cada paciente. Analizando el genoma de un paciente, los médicos pueden identificar las variantes genéticas que influyen en la respuesta a los fármacos, lo que ayuda a seleccionar el tratamiento más eficaz con el menor riesgo de efectos adversos. Este enfoque ha tenido

especial éxito en oncología, donde se diseñan terapias dirigidas para tratar cánceres con mutaciones genéticas específicas.

3. **Comprender los mecanismos de las enfermedades:**
   - El análisis de datos genómicos permite comprender mejor los mecanismos moleculares subyacentes a las enfermedades. Estudiando la expresión y regulación de los genes, los investigadores pueden descubrir las vías y redes implicadas en los procesos patológicos. Este conocimiento es crucial para desarrollar nuevas terapias que puedan modular estas vías para tratar o prevenir enfermedades.
4. **Descubrimiento de biomarcadores:**
   - Los biomarcadores son indicadores moleculares de procesos biológicos, estados de enfermedad o respuestas terapéuticas. El análisis de datos genómicos es esencial para identificar biomarcadores que puedan utilizarse en el diagnóstico precoz, el pronóstico y el seguimiento de la respuesta al tratamiento. Los biomarcadores genómicos, como las mutaciones genéticas específicas o los perfiles de expresión, también pueden orientar la selección de pacientes para ensayos clínicos y el desarrollo de diagnósticos complementarios.

Métodos y técnicas de análisis de datos genómicos

El análisis de datos genómicos implica una variedad de métodos y técnicas computacionales, cada uno adaptado a diferentes tipos de datos y preguntas de investigación. Algunos de los métodos clave son:

1. **Alineación y ensamblaje de secuencias:**
   - La alineación de secuencias es el proceso de ordenar secuencias de ADN para identificar regiones de similitud que puedan indicar relaciones funcionales, estructurales o evolutivas. Herramientas como BLAST (Basic Local Alignment Search Tool) y BWA (Burrows-Wheeler Aligner) se utilizan habitualmente para el alineamiento de secuencias. El ensamblaje de secuencias, por su parte, consiste en reconstruir un genoma completo a partir de lecturas cortas de secuenciación. Esto es especialmente importante en los proyectos de secuenciación de novo, en los que se secuencia el genoma de un nuevo organismo o de una nueva cepa de un organismo conocido.
2. **Determinación y anotación de variantes:**

- La llamada de variantes es el proceso de identificación de variantes genéticas, como polimorfismos de nucleótido único (SNP), inserciones, deleciones y variaciones en el número de copias (CNV), a partir de datos de secuenciación. Herramientas como GATK (Genome Analysis Toolkit) y FreeBayes se utilizan habitualmente para la determinación de variantes. Una vez identificadas las variantes, se anotan para determinar su posible impacto funcional. Para ello, se asignan las variantes a genes y regiones reguladoras, se predicen sus efectos sobre la función de las proteínas y se evalúa su asociación con enfermedades o rasgos.

3. **Análisis de la expresión génica:**
   - El análisis de la expresión génica consiste en cuantificar los niveles de expresión de los genes en una determinada muestra o condición. La secuenciación del ARN (ARN-seq) es un método ampliamente utilizado para el análisis de la expresión génica, que proporciona una instantánea del transcriptoma, que incluye todas las moléculas de ARN expresadas en una célula o tejido. Para analizar los datos de ARN-seq se utilizan herramientas informáticas como DESeq2 y edgeR, que identifican genes expresados de forma diferencial que pueden estar implicados en procesos patológicos o respuestas terapéuticas.
4. **Análisis de rutas y redes:**
   - El análisis de rutas y redes se utiliza para comprender el contexto biológico de los datos genómicos mediante la asignación de genes y sus interacciones a rutas biológicas conocidas o la construcción de nuevas redes a partir de los datos. Herramientas como KEGG (Kyoto Encyclopedia of Genes and Genomes), Reactome y STRING (Search Tool for the Retrieval of Interacting Genes/Proteins) permiten a los investigadores visualizar y analizar las relaciones entre genes, proteínas y vías. Estos análisis pueden identificar reguladores clave, vías de señalización y redes de genes que son críticos para la progresión de la enfermedad y pueden ser objeto de tratamiento.
5. **Genómica de poblaciones y GWAS:**
   - La genómica de poblaciones consiste en estudiar la variación genética dentro de las poblaciones y entre ellas para comprender la base genética

de enfermedades y rasgos. Los estudios de asociación de todo el genoma (GWAS) son un enfoque común en genómica de poblaciones, en el que los investigadores escanean los genomas de grandes poblaciones para identificar variantes genéticas asociadas a enfermedades o rasgos específicos. Para ello se utilizan herramientas como PLINK y GWASpoly, que identifican SNP y otras variantes que muestran asociaciones significativas con enfermedades o rasgos.

6. **Epigenómica y genómica reguladora:**
   - La epigenómica estudia las modificaciones del ADN y las histonas que afectan a la expresión génica sin alterar la secuencia del ADN. Estas modificaciones, como la metilación del ADN y la acetilación de las histonas, desempeñan un papel crucial en la regulación de la expresión génica y suelen estar desreguladas en enfermedades como el cáncer. Para analizar los datos epigenómicos se utilizan herramientas informáticas como BS-seq (secuenciación bisulfítica) y ChIP-seq (secuenciación por inmunoprecipitación de la cromatina), que proporcionan información sobre los mecanismos reguladores que controlan la expresión génica. La genómica reguladora se centra en identificar y analizar las regiones del genoma que regulan la expresión génica, como promotores, potenciadores y aisladores. Para ello se utilizan herramientas como ENCODE (Encyclopedia of DNA Elements) y FANTOM (Functional Annotation of the Mammalian Genome) para anotar elementos reguladores y estudiar sus interacciones con factores de transcripción y otras proteínas.

7. **Genómica unicelular:**
   - La genómica unicelular es un campo en rápido crecimiento que permite a los investigadores estudiar los perfiles genómicos, transcriptómicos y epigenómicos de células individuales. Esto es especialmente importante para comprender la heterogeneidad celular en tejidos complejos y enfermedades como el cáncer. El RNA-seq unicelular (scRNA-seq) es un método ampliamente utilizado en genómica unicelular, que proporciona información detallada sobre la expresión génica a nivel unicelular. Herramientas informáticas como Seurat y Scanpy se utilizan para analizar los datos de scRNA-seq, identificando

poblaciones celulares distintas, sus relaciones de linaje y los genes que definen sus identidades y funciones.

Aplicaciones del análisis de datos genómicos al descubrimiento de fármacos

El análisis de datos genómicos tiene una amplia gama de aplicaciones en el descubrimiento de fármacos, desde la identificación de nuevas dianas farmacológicas hasta el desarrollo de terapias personalizadas. Algunas de las aplicaciones clave son:

1. **Identificación y validación de objetivos:**
   - La identificación y validación de dianas farmacológicas es un paso fundamental en el proceso de descubrimiento de fármacos. El análisis de datos genómicos permite a los investigadores identificar genes y proteínas que intervienen en procesos patológicos, convirtiéndolos en posibles dianas de intervención terapéutica. Por ejemplo, los estudios genómicos del cáncer han identificado oncogenes y supresores tumorales clave que impulsan el desarrollo del cáncer, lo que ha llevado al desarrollo de terapias dirigidas como los inhibidores del EGFR y los inhibidores del PARP. Los datos genómicos también pueden utilizarse para validar dianas farmacológicas evaluando sus niveles de expresión, mutaciones e interacciones en contextos relevantes para la enfermedad.
2. **Descubrimiento de biomarcadores y diagnóstico complementario:**
   - Los biomarcadores genómicos son esenciales para desarrollar terapias personalizadas y diagnósticos complementarios. Mediante el análisis de datos genómicos, los investigadores pueden identificar biomarcadores que predicen la respuesta de un paciente a tratamientos específicos, lo que permite seleccionar la terapia más eficaz. Por ejemplo, la presencia de mutaciones específicas en los genes BRCA1 o BRCA2 es un biomarcador de sensibilidad a los inhibidores de PARP en el cáncer de ovario y de mama. El análisis de datos genómicos también desempeña un papel fundamental en el desarrollo de diagnósticos complementarios, que son pruebas que ayudan a orientar las decisiones terapéuticas identificando a los pacientes con más probabilidades de beneficiarse de una terapia determinada.
3. **Comprender la farmacorresistencia:**
   - La farmacorresistencia es un reto importante en el tratamiento de enfermedades como el cáncer y las enfermedades infecciosas. El

análisis de datos genómicos puede ayudar a los investigadores a comprender los mecanismos de resistencia a los fármacos mediante la identificación de mutaciones y alteraciones genéticas que confieren resistencia a la terapia. Por ejemplo, se han identificado mutaciones en el gen EGFR como mecanismo de resistencia a los inhibidores del EGFR en el cáncer de pulmón no microcítico. Al comprender las bases genómicas de la farmacorresistencia, los investigadores pueden desarrollar estrategias para vencerla, como las terapias combinadas o el desarrollo de inhibidores de nueva generación.

4. **Reutilización de fármacos:**
   - La reutilización de fármacos consiste en encontrar nuevos usos terapéuticos para los medicamentos existentes. El análisis de datos genómicos puede identificar nuevas dianas o vías relevantes para distintas enfermedades, lo que lleva a reutilizar fármacos para nuevas indicaciones. Por ejemplo, el fármaco antidiabético metformina se ha reutilizado para el tratamiento del cáncer gracias a estudios genómicos que identificaron su potencial para actuar sobre vías metabólicas implicadas en la proliferación de células cancerosas. Analizando los datos genómicos, los investigadores pueden identificar fármacos que pueden ser eficaces contra enfermedades con perfiles genéticos similares, lo que acelera el proceso de descubrimiento de medicamentos.
5. **Medicina de precisión y terapias personalizadas:**
   - El objetivo de la medicina de precisión es adaptar los tratamientos a cada paciente en función de su composición genética, estilo de vida y factores ambientales. El análisis de datos genómicos es fundamental para la medicina de precisión, ya que permite a los investigadores identificar variantes genéticas que influyen en la respuesta a los fármacos, el riesgo de enfermedad y los resultados del tratamiento. Por ejemplo, los estudios farmacogenómicos han identificado variantes genéticas que afectan al metabolismo de fármacos como la warfarina y el clopidogrel, lo que ha permitido elaborar pautas de dosificación personalizadas. Los datos genómicos también pueden utilizarse para estratificar a los pacientes en los ensayos clínicos, garantizando que las

terapias se prueben en las poblaciones con más probabilidades de beneficiarse.

6. **Terapia génica y CRISPR-Cas9:**
   - La terapia génica y las tecnologías de edición del genoma como CRISPR-Cas9 ofrecen nuevas oportunidades para tratar enfermedades genéticas atacando y corrigiendo directamente las mutaciones genéticas subyacentes. El análisis de los datos genómicos es esencial para identificar las mutaciones específicas o los elementos genéticos a los que debe dirigirse la terapia génica. CRISPR-Cas9, por ejemplo, se basa en información genómica precisa para diseñar ARN guía que se dirijan a los loci genómicos correctos para su edición. Además, los datos genómicos pueden utilizarse para supervisar los resultados de la terapia génica, evaluando la eficacia y seguridad de las modificaciones realizadas en el genoma.
7. **Comprender los mecanismos y las vías de las enfermedades:**
   - El análisis de datos genómicos permite comprender mejor los mecanismos moleculares y las vías que intervienen en el desarrollo y la progresión de las enfermedades. Mediante el análisis de los patrones de expresión génica, las mutaciones y las modificaciones epigenéticas, los investigadores pueden identificar vías y redes de señalización clave que impulsan enfermedades como el cáncer, los trastornos neurodegenerativos y las enfermedades autoinmunes. Comprender estas vías es fundamental para desarrollar nuevas terapias que puedan modularlas y restaurar la función celular normal. Por ejemplo, el descubrimiento del papel de la vía PI3K/AKT/mTOR en el cáncer ha llevado al desarrollo de inhibidores dirigidos a esta vía para el tratamiento del cáncer.

Retos y limitaciones del análisis de datos genómicos

Aunque el análisis de datos genómicos ha revolucionado el descubrimiento de fármacos, también presenta varios retos y limitaciones:

1. **Complejidad y volumen de datos:**
   - El enorme volumen y la complejidad de los datos genómicos plantean importantes retos para su almacenamiento, procesamiento y análisis. Las tecnologías de secuenciación de alto rendimiento generan

cantidades ingentes de datos, como secuencias del genoma completo, transcriptomas y epigenomas. El análisis de estos datos requiere herramientas informáticas avanzadas e importantes recursos de cálculo, como clústeres informáticos de alto rendimiento y soluciones de almacenamiento de datos a gran escala. Además, la complejidad de los datos, incluida la presencia de secuencias repetitivas, variaciones estructurales y elementos reguladores, dificulta un análisis preciso.

2. **Calidad de los datos y ruido:**
   - La calidad de los datos genómicos puede variar en función de la plataforma de secuenciación, los métodos de preparación de muestras y los canales de procesamiento de datos. Los datos de baja calidad, como los errores de secuenciación, la contaminación o la cobertura deficiente, pueden introducir ruido y artefactos en el análisis, dando lugar a resultados inexactos. Garantizar la calidad de los datos y aplicar medidas rigurosas de control de calidad son esenciales para un análisis fiable de los datos genómicos. Además, la interpretación de datos ruidosos o ambiguos, como variantes de baja frecuencia o modificaciones epigenéticas, requiere una cuidadosa consideración y validación.
3. **Interpretación de las regiones no codificantes:**
   - Una parte importante del genoma humano está constituida por regiones no codificantes, que no codifican proteínas pero desempeñan funciones cruciales en la regulación génica, la estructura de la cromatina y otros procesos celulares. Interpretar el significado funcional de las variantes en las regiones no codificantes es todo un reto, ya que los efectos de estas variantes sobre la expresión génica y la enfermedad suelen ser indirectos y depender del contexto. Los avances en genómica reguladora y el desarrollo de herramientas computacionales para predecir los efectos de las variantes no codificantes están ayudando a abordar este reto, pero sigue siendo un área de investigación compleja y en evolución.
4. **Integración de datos multiómicos:**
   - La integración de datos multiómicos, incluidos los genómicos, transcriptómicos, proteómicos y metabolómicos, es fundamental para

comprender en profundidad los mecanismos de las enfermedades y las respuestas terapéuticas. Sin embargo, la integración de estos diversos tipos de datos plantea importantes retos, como las diferencias en los formatos de los datos, las escalas y los niveles de ruido. El desarrollo de métodos y herramientas para la integración e interpretación efectivas de datos multiómicos es un área de investigación en curso en biología computacional.

5. **Implicaciones éticas, jurídicas y sociales (ELSI):**
   - El uso de datos genómicos plantea importantes implicaciones éticas, jurídicas y sociales (ELSI), sobre todo en relación con la privacidad, el consentimiento y el intercambio de datos. Los datos genómicos son muy personales y pueden revelar información sensible sobre la salud, la ascendencia y la predisposición a enfermedades de un individuo. Garantizar la privacidad y la seguridad de los datos genómicos es fundamental, sobre todo en el contexto de los estudios genómicos a gran escala y los biobancos. Además, las cuestiones relacionadas con el consentimiento informado, la propiedad de los datos y el intercambio de datos genómicos con investigadores y terceros deben gestionarse cuidadosamente para proteger los derechos de los participantes y mantener la confianza del público.
6. **Interpretación de variantes y relevancia clínica:**
   - Interpretar la relevancia clínica de las variantes genéticas es uno de los aspectos más difíciles del análisis de datos genómicos. Mientras que algunas variantes, como las de BRCA1/BRCA2 o CFTR, tienen asociaciones bien establecidas con enfermedades, la mayoría de las variantes genéticas tienen un significado desconocido o incierto. El desarrollo de métodos sólidos para la interpretación de variantes, incluido el uso de bases de datos poblacionales, ensayos funcionales y predicciones computacionales, es esencial para traducir los datos genómicos en conocimientos clínicamente procesables. Además, la relevancia clínica de las variantes genéticas puede verse influida por factores como los antecedentes genéticos, el entorno y las interacciones gen-gen, lo que añade más complejidad a su interpretación.

Futuras direcciones en el análisis de datos genómicos

El campo del análisis de datos genómicos está evolucionando rápidamente, con varias tendencias y tecnologías emergentes preparadas para aumentar su impacto en el descubrimiento de fármacos:

1. **Avances en genómica unicelular:**
    - La genómica unicelular está revolucionando la comprensión de la heterogeneidad celular y su papel en las enfermedades. Los avances en ARN-seq unicelular, ATAC-seq (ensayo de cromatina accesible por transposasa mediante secuenciación) y otras tecnologías unicelulares están proporcionando una visión sin precedentes de la diversidad de tipos, estados y linajes celulares dentro de los tejidos. Se espera que los futuros avances en genómica unicelular mejoren aún más la resolución y sensibilidad de estos análisis, permitiendo la identificación de poblaciones celulares raras, el seguimiento de la dinámica celular y la comprensión de entornos tisulares complejos en la salud y la enfermedad.
2. **Integración de la Inteligencia Artificial y el Aprendizaje Automático:**
    - La inteligencia artificial (IA) y el aprendizaje automático (AM) se integran cada vez más en el análisis de datos genómicos para mejorar la interpretación de conjuntos de datos complejos. Los algoritmos de IA y ML pueden identificar patrones, predecir efectos funcionales y descubrir relaciones ocultas en los datos genómicos que pueden no ser evidentes mediante métodos tradicionales. Por ejemplo, se están desarrollando modelos de aprendizaje profundo para predecir los efectos de las variantes no codificantes en la expresión génica, identificar nuevos elementos reguladores y clasificar variantes de significado incierto. Se espera que la integración de la IA y el ML con el análisis de datos genómicos acelere el descubrimiento de nuevas dianas farmacológicas, biomarcadores y estrategias terapéuticas.
3. **Tecnologías de secuenciación de larga lectura:**
    - Las tecnologías de secuenciación de lectura larga, como las desarrolladas por Pacific Biosciences (PacBio) y Oxford Nanopore Technologies, están abordando algunas de las limitaciones de la secuenciación de lectura corta, como la incapacidad de secuenciar con precisión regiones repetitivas, variantes estructurales y regiones

genómicas complejas. La secuenciación de lectura larga proporciona ensamblajes más contiguos y precisos de los genomas, lo que permite detectar variaciones genéticas ocultas hasta ahora. Se espera que la adopción de la secuenciación de lectura larga en el análisis de datos genómicos mejore la caracterización de variantes genéticas, sobre todo en regiones no codificantes y loci genómicos complejos.

4. **CRISPR-Cas9 y genómica funcional:**
    - CRISPR-Cas9 y otras tecnologías de edición genómica están transformando la genómica funcional al permitir una manipulación precisa del genoma para estudiar los efectos de variantes genéticas específicas. La integración de CRISPR-Cas9 con el análisis de datos genómicos permite a los investigadores validar la importancia funcional de las variantes genéticas, identificar nuevas dianas farmacológicas y buscar posibles intervenciones terapéuticas. Se espera que el desarrollo de pantallas CRISPR de alto rendimiento, en las que puedan evaluarse simultáneamente miles de alteraciones genéticas, acelere aún más la investigación genómica funcional y el descubrimiento de fármacos.
5. **Genómica de poblaciones y puntuaciones de riesgo poligénico:**
    - La genómica de poblaciones está ampliando los conocimientos sobre la diversidad genética y su repercusión en el riesgo de padecer enfermedades en distintas poblaciones. El desarrollo de puntuaciones de riesgo poligénico (PRS), que agregan los efectos de múltiples variantes genéticas para estimar el riesgo de un individuo de desarrollar una enfermedad, es una aplicación emergente de la genómica de poblaciones. Las PRS pueden utilizarse para identificar a individuos con alto riesgo de padecer enfermedades como cardiopatías, diabetes y cáncer, lo que permite una intervención más temprana y estrategias de prevención personalizadas. Se espera que el perfeccionamiento y la validación de las ERP en diversas poblaciones aumenten su utilidad clínica y contribuyan al desarrollo de una asistencia sanitaria más equitativa y eficaz.
6. **Estudios de asociación de epigenomas (EWAS):**

- Los estudios de asociación de todo el epigenoma (EWAS) están surgiendo como un enfoque complementario a los GWAS, centrado en la identificación de modificaciones epigenéticas asociadas a enfermedades y rasgos. Los EWAS pueden revelar cómo los factores ambientales, como la dieta, el estrés y la exposición a toxinas, influyen en la expresión génica y contribuyen al riesgo de enfermedad. Se espera que la integración de los EWAS con el análisis de datos genómicos proporcione una comprensión más completa de las interacciones gen-ambiente que subyacen a enfermedades complejas y sirva de base para el desarrollo de nuevas estrategias terapéuticas.

7. **Iniciativas genómicas mundiales y biobancos:**
   - Las iniciativas y los biobancos genómicos mundiales, como el Biobanco del Reino Unido, el Programa de Investigación All of Us y el Proyecto 100.000 Genomas, están generando enormes cantidades de datos genómicos procedentes de diversas poblaciones. Estas iniciativas proporcionan valiosos recursos para el análisis de datos genómicos, lo que permite a los investigadores estudiar la base genética de las enfermedades en diferentes etnias, entornos y estilos de vida. Se espera que la expansión continuada de estas iniciativas, unida a los avances en el intercambio, la integración y el análisis de datos, impulse nuevos descubrimientos en el campo de los fármacos y la medicina personalizada.

Proteómica y metabolómica

La proteómica y la metabolómica son dos áreas de estudio fundamentales de la biología de sistemas que se centran en la comprensión de las complejas moléculas y procesos biológicos que tienen lugar en el interior de las células. Estos campos proporcionan una visión completa del proteoma y el metaboloma, respectivamente, y ofrecen valiosos conocimientos sobre los mecanismos moleculares que subyacen a la salud y la enfermedad. En el descubrimiento de fármacos, la proteómica y la metabolómica se utilizan cada vez más para identificar nuevas dianas farmacológicas, comprender los mecanismos de las enfermedades y desarrollar terapias personalizadas. Este capítulo profundiza en la complejidad de las moléculas biológicas, las herramientas y técnicas utilizadas para estudiarlas y sus aplicaciones en el descubrimiento de fármacos.

La complejidad de las moléculas biológicas

La complejidad de las moléculas biológicas es un aspecto fundamental de la vida. Las proteínas y los metabolitos, dos de las moléculas más importantes de los organismos vivos, desempeñan diversas funciones en los procesos celulares, desde el soporte estructural hasta la transducción de señales y la regulación metabólica. Comprender su complejidad es clave para desvelar los misterios de la biología celular y desarrollar terapias específicas para diversas enfermedades.

1. Las proteínas: Los caballos de batalla de la célula

Las proteínas son moléculas grandes y complejas compuestas de aminoácidos dispuestos en una secuencia específica determinada por el código genético. Son las unidades funcionales primarias de las células y realizan una amplia gama de tareas esenciales para la vida. Estas tareas incluyen catalizar reacciones bioquímicas (como enzimas), proporcionar integridad estructural (como el colágeno y la queratina), regular la expresión génica (a través de factores de transcripción) y facilitar la comunicación entre células (a través de receptores y moléculas de señalización).

La complejidad de las proteínas se debe a la diversidad de sus estructuras y funciones. La estructura tridimensional única de cada proteína, determinada por la secuencia de aminoácidos, dicta su función específica. Las proteínas pueden interactuar con otras biomoléculas, como el ADN, el ARN, los lípidos y otras proteínas, formando intrincadas redes que regulan procesos celulares. Estas interacciones suelen ser muy específicas, regidas por la complementariedad estructural entre las moléculas interactuantes.

Las proteínas también están sujetas a diversas modificaciones postraduccionales (PTM), que pueden alterar su función, estabilidad, localización e interacciones. Entre las PTM más comunes se encuentran la fosforilación, la glicosilación, la ubiquitinación y la acetilación, cada una de las cuales puede tener profundos efectos sobre la actividad y el papel de una proteína dentro de la célula. La naturaleza dinámica de las PTM añade otra capa de complejidad al proteoma, lo que convierte el estudio de las proteínas en una tarea difícil pero esencial para comprender la biología celular y los mecanismos de las enfermedades.

2. Metabolitos: Las pequeñas moléculas del metabolismo

Los metabolitos son pequeñas moléculas que sirven como intermediarios y productos finales de las rutas metabólicas. Incluyen azúcares, aminoácidos, nucleótidos, lípidos y otras moléculas pequeñas que intervienen en la producción de energía, la biosíntesis y la transducción de señales. El metaboloma, que representa el conjunto completo de metabolitos de una célula, tejido u organismo, es muy dinámico y refleja el estado fisiológico del organismo.

La complejidad de los metabolitos reside en su diversidad y en la intrincada red de vías metabólicas en las que participan. El metabolismo implica una serie de reacciones bioquímicas interconectadas que convierten los nutrientes en energía y en componentes básicos para los procesos celulares. Estas reacciones están estrechamente reguladas para mantener la homeostasis, y cualquier alteración de las vías metabólicas puede provocar enfermedades como cáncer, diabetes y trastornos neurodegenerativos. Los metabolitos pueden actuar como moléculas señalizadoras, regulando diversos procesos celulares. Por ejemplo, metabolitos como el ATP y el NADH son fundamentales para el metabolismo energético y señalan el estado energético de la célula. Otros metabolitos, como el AMP cíclico (AMPc) y el inositol trifosfato (IP3), actúan como segundos mensajeros en las vías de transducción de señales, transmitiendo señales de la superficie celular al interior.

Comprender la complejidad de los metabolitos y su papel en los procesos celulares es crucial para identificar alteraciones metabólicas asociadas a enfermedades y desarrollar terapias específicas. La metabolómica, el estudio del metaboloma, ofrece una visión completa del estado metabólico de una célula u organismo, lo que permite a los investigadores descubrir las bases metabólicas de las enfermedades e identificar posibles dianas terapéuticas.

Proteómica: Desvelando el proteoma

La proteómica es el estudio a gran escala de las proteínas, centrándose en sus estructuras, funciones e interacciones. El proteoma, que abarca todo el conjunto de proteínas expresadas por una célula, tejido u organismo, es muy dinámico y varía con el tiempo, las condiciones ambientales y los estados patológicos. El objetivo de la proteómica es caracterizar el proteoma en su totalidad, lo que permite comprender mejor las funciones celulares y los mecanismos de las enfermedades, algo fundamental para el descubrimiento de fármacos.

Espectrometría de masas: Análisis de estructuras proteicas

La espectrometría de masas (EM) es una potente técnica analítica utilizada en proteómica para identificar y cuantificar proteínas, así como para analizar sus estructuras y modificaciones postraduccionales (PTM). La proteómica basada en la EM ha revolucionado el estudio de las proteínas, permitiendo a los investigadores explorar el proteoma con un nivel de detalle sin precedentes.

1. Principios de la espectrometría de masas en proteómica

La espectrometría de masas funciona ionizando proteínas o péptidos y midiendo después la relación masa-carga (m/z) de los iones resultantes. El proceso implica varios pasos clave:

- **Preparación de la muestra:** Las proteínas se extraen primero de muestras biológicas, como células, tejidos o fluidos corporales. A continuación, las proteínas extraídas se digieren en péptidos más pequeños utilizando enzimas como la tripsina. Esta digestión es necesaria porque los instrumentos de EM son más adecuados para analizar péptidos que proteínas completas.
- **Separación de péptidos:** Los péptidos resultantes se separan mediante cromatografía líquida (CL), que clasifica los péptidos en función de sus propiedades químicas, como la hidrofobicidad. La CL suele acoplarse directamente al espectrómetro de masas, lo que permite el análisis continuo de los péptidos separados.
- **Ionización y análisis de masas:** En el espectrómetro de masas, los péptidos se ionizan mediante técnicas como la ionización por electrospray (ESI) o la desorción/ionización por láser asistida por matriz (MALDI). A continuación, los péptidos ionizados se introducen en el analizador de masas, donde se separan en función de su relación m/z. El analizador de masas genera un espectro de masas que muestra los valores m/z y sus intensidades correspondientes.
- **Identificación y cuantificación de péptidos:** El espectro de masas se compara con bases de datos de proteínas para identificar los péptidos y sus proteínas correspondientes. Este proceso, conocido como huella de masa peptídica, consiste en comparar los valores m/z observados con los valores teóricos derivados de secuencias proteicas conocidas. La EM también puede utilizarse para cuantificar la abundancia relativa de proteínas en diferentes muestras, utilizando técnicas como la espectrometría de masas en tándem (EM/EM) y el marcado isobárico (por ejemplo, TMT, iTRAQ).

2. Aplicaciones de la espectrometría de masas en el descubrimiento de fármacos

La espectrometría de masas se utiliza ampliamente en el descubrimiento de fármacos para diversas aplicaciones, como el descubrimiento de biomarcadores, la identificación de dianas y el estudio de los mecanismos de los fármacos.

- **Descubrimiento de biomarcadores:** La proteómica basada en EM es una potente herramienta para identificar biomarcadores proteicos asociados a enfermedades. Estos biomarcadores pueden utilizarse para el diagnóstico precoz, el pronóstico y el seguimiento de las respuestas terapéuticas. Por ejemplo, en la investigación del cáncer, la EM se ha utilizado para identificar proteínas específicas que se expresan de forma diferencial en los tejidos tumorales en comparación con los tejidos normales, lo que ha conducido al desarrollo de pruebas de diagnóstico y terapias dirigidas.

- **Identificación y validación de dianas:** La proteómica basada en EM puede identificar proteínas que se expresan o modifican de forma diferencial en estados patológicos, lo que las convierte en posibles dianas farmacológicas. Una vez identificadas, estas dianas pueden validarse mediante ensayos funcionales y estudiarse más a fondo para comprender su papel en la enfermedad. Por ejemplo, la EM se ha utilizado para identificar y validar dianas proteínicas implicadas en el cáncer, las enfermedades neurodegenerativas y las enfermedades infecciosas.
- **Mecanismo de acción de los fármacos:** La proteómica basada en EM puede dilucidar los mecanismos de acción de los fármacos analizando los cambios en el proteoma tras el tratamiento farmacológico. Este enfoque puede revelar las vías y procesos afectados por el fármaco, ayudando a optimizar su eficacia y minimizar los efectos secundarios. Por ejemplo, la EM se ha utilizado para estudiar los efectos de los inhibidores de la quinasa en las vías de señalización de las células cancerosas, lo que permite comprender mejor sus mecanismos de acción y sus posibles mecanismos de resistencia.

3. Retos y orientaciones futuras de la espectrometría de masas

Aunque la EM ha revolucionado la proteómica, también presenta varios retos, sobre todo en el análisis de muestras biológicas complejas.

- **Complejidad e interpretación de los datos:** La gran cantidad de datos generados por la proteómica basada en MS puede ser difícil de interpretar. La identificación de péptidos y proteínas depende de complejos algoritmos y grandes bases de datos, y los resultados pueden verse afectados por factores como la preparación de la muestra, la eficiencia de la ionización y los métodos de procesamiento de datos. Los avances en proteómica computacional, incluidos el aprendizaje automático y la inteligencia artificial, están ayudando a mejorar la precisión y la velocidad de interpretación de los datos.

- **Sensibilidad y cuantificación:** Aunque la EM es muy sensible, la detección de proteínas de baja abundancia en muestras complejas sigue siendo un reto. Se están introduciendo mejoras en la instrumentación de la EM, los métodos de preparación de muestras y las técnicas de cuantificación para aumentar la sensibilidad y precisión de los análisis proteómicos.
- **Modificaciones postraduccionales:** El análisis de las PTM es crucial para comprender la función de las proteínas, pero también es uno de los aspectos más difíciles de la proteómica. Las PTM suelen ser subestequiométricas, es decir, sólo se modifica una pequeña fracción de la población de proteínas, lo que dificulta su detección y cuantificación. Los avances en las técnicas de enriquecimiento y los métodos de EM están mejorando el estudio de los PTM, lo que permite comprender mejor su papel en los procesos celulares y las enfermedades.

Interacciones proteína-proteína: Cartografía de las redes celulares

Las interacciones proteína-proteína (IPP) son fundamentales en casi todos los procesos celulares. Entender cómo interactúan las proteínas entre sí es esencial para dilucidar los mecanismos moleculares de las enfermedades e identificar posibles dianas terapéuticas. Uno de los principales objetivos de la proteómica es cartografiar la compleja red de PPI en las células, lo que permite comprender mejor la organización y regulación de las funciones celulares.

1. Técnicas de estudio de las interacciones proteína-proteína

Para estudiar las IBP se utilizan varias técnicas experimentales y computacionales, cada una con sus puntos fuertes y sus limitaciones.

- **Co-Inmunoprecipitación (Co-IP):** La co-inmunoprecipitación es una técnica muy utilizada para detectar las IPP in vivo. Consiste en utilizar un anticuerpo para inmunoprecipitar una proteína diana a partir de un lisado celular, junto con las proteínas que interactúan con ella. A continuación, las proteínas que interactúan se identifican mediante EM o Western blot. La Co-IP es especialmente útil para estudiar interacciones estables y de alta afinidad, pero puede pasar por alto interacciones transitorias o débiles.
- **Híbrido de dos levaduras (Y2H):** Y2H es un método genético utilizado para detectar PPIs en células de levadura. Consiste en expresar dos proteínas de interés como proteínas de fusión con dominios de activación y unión transcripcional. Si las proteínas interactúan, unen los dominios, activando la

transcripción de un gen reportero. Y2H es una técnica poderosa para identificar nuevas PPI, pero está limitada por el entorno artificial de las células de levadura y la posibilidad de falsos positivos.

- **Etiquetado de proximidad:** Las técnicas de etiquetado de proximidad, como BioID (identificación por biotina) y APEX (ascorbato peroxidasa), implican la fusión de una proteína de interés con una enzima que etiqueta covalentemente las proteínas cercanas con una etiqueta detectable (por ejemplo, biotina). A continuación, las proteínas marcadas se identifican mediante EM. El etiquetado de proximidad es especialmente útil para estudiar interacciones transitorias y débiles, así como interacciones en compartimentos celulares específicos.
- **Espectrometría de masas de enlaces cruzados (CL-MS): la** CL-MS consiste en unir covalentemente proteínas que interactúan en su estado nativo mediante enlaces cruzados químicos. A continuación, las proteínas reticuladas se digieren y los péptidos reticulados se identifican mediante EM. La CL-MS proporciona información sobre la proximidad espacial de las proteínas que interactúan, lo que permite comprender mejor la organización estructural de los complejos proteicos.

2. Aplicaciones de los estudios de interacción proteína-proteína en el descubrimiento de fármacos

La cartografía de las IPP es crucial para comprender las bases moleculares de las enfermedades e identificar nuevas dianas terapéuticas.

- **Identificación de dianas farmacológicas:** Muchas enfermedades están asociadas a IBP desreguladas, lo que convierte a estas interacciones en objetivos atractivos para la intervención terapéutica. La cartografía de las IPP en los estados patológicos permite a los investigadores identificar los nodos clave de la red a los que dirigirse para alterar los procesos patológicos. Por ejemplo, en el cáncer, la interacción entre proteínas oncogénicas y sus socios puede inhibir el crecimiento y la progresión del tumor.
- **Desarrollo de inhibidores:** Dirigirse a las IBP con inhibidores de moléculas pequeñas o productos biológicos es una estrategia terapéutica prometedora. Por ejemplo, el desarrollo de miméticos de BH3, que inhiben la interacción entre proteínas proapoptóticas y antiapoptóticas, ha conducido al desarrollo de fármacos como Venetoclax para tratar ciertos tipos de cáncer. Estos inhibidores

interrumpen interacciones críticas, lo que conduce a la inducción de la apoptosis en las células cancerosas.

- **Elucidación de vías:** Los estudios de IPP pueden revelar las vías y redes implicadas en la progresión de la enfermedad, proporcionando información sobre los mecanismos moleculares subyacentes a la enfermedad. Este conocimiento puede servir de base para el desarrollo de terapias combinadas que se dirijan a múltiples puntos de la red, superando potencialmente la resistencia a los fármacos y mejorando los resultados del tratamiento.

3. Retos y direcciones futuras en los estudios de interacción proteína-proteína

El estudio de las IPP presenta varios retos, sobre todo a la hora de captar la naturaleza dinámica y dependiente del contexto de estas interacciones.

- **Interacciones dinámicas:** Muchas IPP son transitorias y sólo se producen en condiciones específicas o en respuesta a determinadas señales. Para captar estas interacciones se necesitan técnicas que puedan detectarlas en tiempo real o en contextos celulares específicos. Los avances en la obtención de imágenes de células vivas y la EM en tiempo real están ayudando a abordar este reto, proporcionando una visión más dinámica de las IPP.
- **Interacciones dependientes del contexto:** Las IPP pueden variar en función del entorno celular, el tipo de tejido o el estado de la enfermedad. El estudio de estas interacciones dependientes del contexto requiere la capacidad de analizar las IPP en diferentes contextos celulares y en diversas condiciones. Técnicas como la proteómica unicelular y el etiquetado de proximidad están haciendo avanzar el estudio de las IPP dependientes del contexto.
- **Integración de datos:** La ingente cantidad de datos generados a partir de los estudios de PPI debe integrarse con otros datos ómicos, como los genómicos y transcriptómicos, para proporcionar una comprensión exhaustiva de las redes celulares. Los avances en biología computacional y biología de sistemas están facilitando la integración de datos multiómicos, lo que permite obtener una visión más holística de las funciones celulares y los mecanismos de las enfermedades.

Metabolómica: Descifrando firmas metabólicas

La metabolómica es el estudio exhaustivo de los metabolitos, las pequeñas moléculas que intervienen en el metabolismo. El metaboloma, que abarca el conjunto completo de metabolitos de una célula, tejido u organismo, proporciona una instantánea del estado fisiológico de la célula y refleja los cambios dinámicos en las rutas metabólicas. El objetivo de la metabolómica es identificar y cuantificar estos metabolitos para comprender mejor el metabolismo celular y sus alteraciones en las enfermedades.

Perfiles de metabolitos: Análisis de pequeñas moléculas celulares

El perfil metabólico consiste en la identificación y cuantificación de metabolitos en muestras biológicas. Este proceso proporciona una visión completa del estado metabólico de una célula u organismo, lo que permite a los investigadores estudiar los cambios metabólicos en respuesta a enfermedades, tratamientos farmacológicos o factores ambientales.

1. Técnicas para el perfilado de metabolitos

En el perfilado de metabolitos se utilizan varias técnicas analíticas, cada una con sus puntos fuertes y sus limitaciones.

- **Espectrometría de masas (EM):** La EM es la técnica más utilizada en metabolómica para identificar y cuantificar metabolitos. En el perfilado de metabolitos, las muestras se ionizan primero y los iones resultantes se separan en función de su relación masa-carga. El espectrómetro de masas genera un espectro de masas que muestra los valores m/z y sus intensidades correspondientes, lo que permite identificar y cuantificar los metabolitos. La EM puede acoplarse a técnicas cromatográficas, como la cromatografía de gases (CG) o la cromatografía de líquidos (CL), para separar mezclas complejas de metabolitos antes del análisis de masas.
- **Espectroscopia de resonancia magnética nuclear (RMN):** La RMN es otra potente técnica utilizada en metabolómica para identificar y cuantificar metabolitos. La espectroscopia de RMN mide las propiedades magnéticas de los núcleos atómicos de los metabolitos, proporcionando información sobre su estructura y concentración. La RMN es especialmente útil para analizar metabolitos en mezclas complejas sin necesidad de separación. Sin embargo, la RMN es menos sensible que la EM y puede no detectar metabolitos de baja abundancia.
- **Técnicas cromatográficas:** Las técnicas cromatográficas, como la LC, la GC y la electroforesis capilar (CE), se utilizan habitualmente en la elaboración de perfiles de metabolitos para separar los metabolitos en función de sus propiedades químicas. Estas técnicas pueden combinarse con la EM o la RMN

para identificar y cuantificar los metabolitos. La LC-MS y la GC-MS se utilizan ampliamente en metabolómica por su capacidad para separar y analizar una amplia gama de metabolitos.

- **Metabolómica dirigida frente a no dirigida:** Los perfiles de metabolitos pueden ser específicos o no específicos. La metabolómica dirigida se centra en la cuantificación de un conjunto específico de metabolitos conocidos, a menudo relacionados con una vía o enfermedad concreta. Este enfoque es muy sensible y cuantitativo, pero se limita a metabolitos predefinidos. Por otro lado, la metabolómica no dirigida tiene como objetivo perfilar todos los metabolitos detectables en una muestra, proporcionando una visión completa del metaboloma. La metabolómica no dirigida se utiliza a menudo en estudios de descubrimiento para identificar nuevos biomarcadores o vías metabólicas asociadas a enfermedades.

2. Aplicaciones de los perfiles de metabolitos en el descubrimiento de fármacos

Los perfiles de metabolitos tienen varias aplicaciones en el descubrimiento de fármacos, en particular en el descubrimiento de biomarcadores, la comprensión del metabolismo de los fármacos y la medicina personalizada.

- **Descubrimiento de biomarcadores:** Los perfiles metabólicos se utilizan ampliamente para identificar biomarcadores metabólicos asociados a enfermedades. Estos biomarcadores pueden utilizarse para el diagnóstico precoz, el pronóstico y el seguimiento de las respuestas terapéuticas. Por ejemplo, metabolitos específicos de la sangre o la orina pueden servir como marcadores no invasivos de enfermedades como la diabetes, el cáncer y los trastornos cardiovasculares. La metabolómica también se ha utilizado para identificar biomarcadores de la eficacia y toxicidad de los fármacos, lo que permite desarrollar terapias más seguras y eficaces.
- **Comprender el metabolismo de los fármacos:** Los perfiles de metabolitos proporcionan información sobre el metabolismo de los fármacos en el organismo, incluida su biotransformación, distribución y excreción. Esta información es fundamental para optimizar la dosificación de fármacos, reducir la toxicidad y comprender las interacciones entre fármacos. Por ejemplo, los estudios farmacocinéticos a menudo utilizan perfiles de metabolitos para rastrear los niveles de fármacos y sus metabolitos en muestras biológicas a lo largo del tiempo, proporcionando información sobre las

propiedades de absorción, distribución, metabolismo y excreción (ADME) del fármaco.

- **Huellas metabólicas:** Los perfiles metabólicos pueden utilizarse para generar huellas metabólicas, que son patrones característicos de metabolitos que reflejan el estado fisiológico de una célula u organismo. Estas huellas pueden utilizarse para clasificar estados patológicos, predecir respuestas a fármacos y controlar los efectos de tratamientos farmacológicos. Por ejemplo, las huellas metabólicas se han utilizado para distinguir entre distintos tipos de cáncer e identificar a los pacientes con más probabilidades de responder a tratamientos específicos.

3. Retos y direcciones futuras en el perfilado de metabolitos

Si bien los perfiles de metabolitos ofrecen información muy valiosa sobre el metabolismo celular, también plantean varios retos.

- **Complejidad e integración de datos:** La metabolómica genera grandes y complejos conjuntos de datos que requieren herramientas informáticas avanzadas para su análisis e interpretación. Integrar los datos metabolómicos con otros datos ómicos, como los genómicos, proteómicos y transcriptómicos, es crucial para obtener una comprensión global de los procesos celulares. Los avances en biología de sistemas y bioinformática están ayudando a afrontar este reto, permitiendo análisis más holísticos de las redes metabólicas y su papel en las enfermedades.
- **Sensibilidad y cobertura:** Aunque la EM es muy sensible, la detección de metabolitos poco abundantes en muestras biológicas complejas sigue siendo un reto. Además, el metaboloma es vasto y diverso, y ninguna técnica analítica puede abarcar todos los metabolitos. A menudo es necesario combinar varias técnicas analíticas, como LC-MS, GC-MS y RMN, para lograr una cobertura completa de los metabolitos. Los avances en la instrumentación de la EM, los métodos de preparación de muestras y el análisis de datos están mejorando la sensibilidad y la cobertura de los análisis metabolómicos.
- **Variabilidad biológica:** El metaboloma es muy dinámico y puede verse influido por diversos factores, como la dieta, el ejercicio, la edad y los ritmos circadianos. Esta variabilidad biológica puede complicar la interpretación de los datos metabolómicos y la identificación de biomarcadores específicos de enfermedad. La estandarización de los protocolos de recogida, procesamiento

y análisis de muestras, así como el control de los factores de confusión, son esenciales para realizar estudios metabolómicos fiables y reproducibles.

Análisis de rutas metabólicas: Desentrañar el metabolismo celular

El análisis de las vías metabólicas consiste en cartografiar y analizar las complejas redes de reacciones metabólicas en el interior de las células. Estas vías son responsables de la síntesis, degradación e interconversión de metabolitos, y su regulación es fundamental para mantener la homeostasis celular. Comprender las vías metabólicas y su desregulación en las enfermedades es crucial para identificar nuevas dianas terapéuticas y desarrollar tratamientos eficaces.

1. Técnicas de análisis de rutas metabólicas

En el análisis de rutas metabólicas se utilizan varias técnicas computacionales y experimentales para cartografiar y comprender el flujo de metabolitos a través de las redes celulares.

- **Análisis de enriquecimiento de rutas:** El análisis de enriquecimiento de rutas es una técnica computacional utilizada para identificar rutas metabólicas sobrerrepresentadas en un conjunto de metabolitos expresados de forma diferencial. Al comparar el perfil metabólico de un estado patológico con el de un estado de referencia, los investigadores pueden identificar las vías que están desreguladas en la enfermedad, lo que permite comprender mejor las alteraciones metabólicas subyacentes. Herramientas como MetaboAnalyst y KEGG (Kyoto Encyclopedia of Genes and Genomes) se utilizan habitualmente para el análisis de enriquecimiento de vías en estudios metabolómicos.
- **Análisis del balance de flujos (FBA):** El FBA es un método de modelización matemática utilizado para estudiar los flujos metabólicos, que son las tasas de las reacciones metabólicas dentro de una célula. El FBA modela el flujo de metabolitos a través de las rutas metabólicas, lo que permite a los investigadores predecir los efectos de las perturbaciones genéticas o ambientales en el metabolismo celular. El FBA es especialmente útil para estudiar los cambios metabólicos asociados a enfermedades como el cáncer, en las que la alteración de los flujos metabólicos impulsa el crecimiento y la supervivencia de los tumores. Los modelos FBA también pueden utilizarse para identificar vulnerabilidades metabólicas que pueden ser objeto de intervención terapéutica.

- **Etiquetado con isótopos estables:** El etiquetado con isótopos estables consiste en incorporar isótopos no radiactivos, como ^13C o ^15N, a los metabolitos, lo que permite a los investigadores rastrear el flujo de estos átomos marcados a través de las rutas metabólicas. Esta técnica proporciona información detallada sobre la dinámica de los procesos metabólicos, incluidas las tasas de síntesis, degradación e intercambio de metabolitos. El marcaje de isótopos estables se utiliza a menudo en combinación con la EM o la RMN para analizar los flujos metabólicos y las actividades de las vías. Por ejemplo, la glucosa marcada con ^13C puede utilizarse para rastrear el flujo de carbono a través de la glucólisis y el ciclo del ácido tricarboxílico (TCA), proporcionando información sobre el metabolismo energético celular.
- **Reconstrucción de redes metabólicas:** La reconstrucción de redes metabólicas consiste en construir modelos completos del metabolismo celular integrando datos de genómica, proteómica y metabolómica. Estos modelos representan las interacciones entre enzimas, metabolitos y moléculas reguladoras, proporcionando una visión del metabolismo a nivel sistémico. La reconstrucción de redes metabólicas se utiliza para estudiar la organización global de las vías metabólicas e identificar los nodos reguladores clave que pueden ser objeto de intervención terapéutica. Los avances en biología computacional y biología de sistemas están impulsando el desarrollo de modelos de redes metabólicas más precisos y detallados.

2. Aplicaciones del análisis de rutas metabólicas en el descubrimiento de fármacos

El análisis de las vías metabólicas tiene varias aplicaciones en el descubrimiento de fármacos, sobre todo en la identificación de dianas, la comprensión de los mecanismos de las enfermedades y la medicina personalizada.

- **Identificación de objetivos:** El análisis de vías metabólicas puede identificar enzimas, transportadores y moléculas reguladoras clave implicados en vías metabólicas asociadas a enfermedades . Estas dianas pueden modularse con fármacos para restaurar la función metabólica normal o inhibir selectivamente las vías que promueven la enfermedad. Por ejemplo, la vía glucolítica, que a menudo se regula al alza en las células cancerosas, ha conducido al desarrollo de fármacos que inhiben selectivamente el metabolismo de las células cancerosas. Los inhibidores de enzimas como la hexoquinasa y la piruvato quinasa se han mostrado prometedores en estudios preclínicos como posibles terapias contra el cáncer.

- **Comprender los mecanismos de las enfermedades:** El análisis de las vías metabólicas permite comprender las alteraciones metabólicas que se producen en enfermedades como el cáncer, la diabetes y los trastornos neurodegenerativos. Mediante la cartografía de los cambios en las vías metabólicas, los investigadores pueden identificar los mecanismos que impulsan la progresión de la enfermedad e identificar posibles puntos de intervención. Por ejemplo, en el cáncer, el análisis de las vías metabólicas ha revelado el efecto Warburg, un fenómeno en el que las células cancerosas utilizan preferentemente la glucólisis para producir energía, incluso en presencia de oxígeno. Atacar este metabolismo alterado se ha convertido en una estrategia clave en la terapia del cáncer.
- **Medicina personalizada:** El análisis de las vías metabólicas puede utilizarse para identificar firmas metabólicas que predicen las respuestas individuales a los fármacos. Esta información puede utilizarse para personalizar las estrategias de tratamiento en función del perfil metabólico de cada paciente. Por ejemplo, los pacientes con alteraciones metabólicas específicas pueden beneficiarse de terapias dirigidas que modulen sus vías metabólicas. La medicina personalizada basada en la metabolómica es especialmente prometedora en oncología, donde la heterogeneidad de los tumores suele requerir enfoques terapéuticos a medida.
- **Reutilización de fármacos:** El análisis de las vías metabólicas puede identificar nuevos usos terapéuticos de los fármacos existentes al descubrir sus efectos sobre las vías metabólicas. Por ejemplo, los fármacos desarrollados inicialmente para una indicación pueden reutilizarse para actuar sobre vías metabólicas implicadas en otras enfermedades. Analizando los efectos de los fármacos en las redes metabólicas, los investigadores pueden identificar nuevas oportunidades terapéuticas y acelerar el proceso de descubrimiento de fármacos. Por ejemplo, la metformina, desarrollada inicialmente como fármaco antidiabético, se ha reutilizado para el tratamiento del cáncer gracias a sus efectos sobre el metabolismo celular.

3. Retos y direcciones futuras en el análisis de rutas metabólicas

Aunque el análisis de las rutas metabólicas ofrece información valiosa sobre el metabolismo celular, también presenta varios retos.

- **Integración y modelización de datos:** La integración de los datos metabolómicos con otros datos ómicos, como los genómicos, proteómicos y transcriptómicos, es crucial para construir modelos precisos de redes metabólicas. Sin embargo, la complejidad de estos datos y las diferencias en su escala, formato y niveles de ruido plantean importantes retos. Los avances en biología de sistemas, modelado computacional y aprendizaje automático están ayudando a abordar estos retos, permitiendo un análisis más exhaustivo y preciso de las rutas metabólicas.
- **Metabolismo dinámico y dependiente del contexto:** El metabolismo celular es muy dinámico y puede variar en función del contexto celular, las condiciones ambientales y el estado de la enfermedad. Para captar estos cambios dinámicos en las rutas metabólicas se requieren análisis específicos del contexto y resueltos en el tiempo. Técnicas como el etiquetado con isótopos estables, la metabolómica unicelular y el análisis del flujo metabólico en tiempo real están haciendo avanzar el estudio del metabolismo dinámico, proporcionando una visión más profunda de cómo se regulan las rutas metabólicas en la salud y la enfermedad.
- **Interpretación de datos complejos:** El análisis de vías metabólicas genera conjuntos de datos complejos que requieren herramientas informáticas sofisticadas para su interpretación. El desarrollo de herramientas informáticas y bases de datos de fácil manejo para el análisis de vías metabólicas, como KEGG, MetaboAnalyst y Reactome, está contribuyendo a hacer más accesibles estos análisis a los investigadores. Sin embargo, la interpretación de redes metabólicas complejas y la identificación de vías causales siguen siendo un reto, sobre todo en enfermedades multifactoriales como el cáncer y los trastornos metabólicos.
- **Metabolómica personalizada:** A medida que avanza la medicina personalizada, crece el interés por desarrollar enfoques metabolómicos personalizados que puedan proporcionar perfiles metabólicos adaptados a cada paciente. Esto implica la integración de datos metabolómicos con datos genéticos, proteómicos y clínicos para crear perfiles metabólicos completos que puedan orientar las estrategias de tratamiento personalizado. Los avances

en medicina de precisión y el desarrollo de tecnologías metabolómicas de alto rendimiento están impulsando el crecimiento de la metabolómica personalizada.

Biología estructural y modelización molecular

La biología estructural y la modelización molecular son dos campos interrelacionados que desempeñan un papel fundamental en la comprensión de la estructura tridimensional de las macromoléculas biológicas y la predicción de sus interacciones con otras moléculas. Estas disciplinas son cruciales en el descubrimiento de fármacos, donde el conocimiento detallado de las estructuras moleculares y la capacidad de modelizar estas interacciones pueden conducir a la identificación y optimización de nuevos compuestos terapéuticos.

Biología estructural

La biología estructural es la rama de la biología molecular, la bioquímica y la biofísica que se ocupa de la estructura molecular de las macromoléculas biológicas - principalmente proteínas y ácidos nucleicos- y de cómo las alteraciones de sus estructuras afectan a su función. El campo de la biología estructural es fundamental para comprender los mecanismos de los procesos biológicos a nivel molecular. Al determinar las estructuras tridimensionales de las biomoléculas, los investigadores pueden comprender mejor cómo interactúan entre sí y con posibles fármacos.

La importancia de la estructura de las proteínas en el descubrimiento de fármacos

Las proteínas son los principales objetivos de la mayoría de los fármacos, ya que desempeñan papeles fundamentales en casi todos los procesos celulares. La función de una proteína viene determinada en gran medida por su estructura tridimensional, compuesta por una o varias cadenas polipeptídicas plegadas en conformaciones específicas. Estas estructuras definen los sitios activos de la proteína, los bolsillos de unión y la topología general de la superficie, que son esenciales para su interacción con otras moléculas, incluidos los posibles candidatos a fármacos.

En el descubrimiento de fármacos, la comprensión de la estructura de una proteína diana permite a los investigadores diseñar moléculas que puedan unirse a sitios específicos de la proteína, inhibiendo o potenciando su actividad. La biología estructural proporciona el marco para el diseño racional de fármacos, en el que los candidatos a fármacos se desarrollan a partir de un conocimiento detallado de la estructura de la proteína en lugar de mediante un cribado aleatorio.

Técnicas para determinar las estructuras de las proteínas

En biología estructural se utilizan varias técnicas experimentales para determinar las estructuras tridimensionales de las proteínas y otras macromoléculas biológicas. Las técnicas más utilizadas son la cristalografía de rayos X, la espectroscopia de resonancia magnética nuclear (RMN) y la criomicroscopia electrónica (crioEM).

- **Cristalografía de rayos X:** La cristalografía de rayos X es el método más común para determinar la estructura atómica de las proteínas. Consiste en cristalizar la proteína de interés y bombardear el cristal con rayos X. Los rayos X son difractados por los electrones de la proteína, creando una difracción de la luz. Los electrones de la proteína difractan los rayos X, creando un patrón de difracción que puede utilizarse para calcular la estructura tridimensional de la proteína. La cristalografía de rayos X proporciona estructuras de alta resolución y ha sido decisiva para determinar las estructuras de miles de proteínas. Sin embargo, requiere que la proteína esté cristalizada, lo que puede suponer un reto para algunas proteínas, sobre todo las de gran tamaño, flexibles o unidas a membranas.
- **Espectroscopia de resonancia magnética nuclear (RMN):** La espectroscopia de RMN es otra técnica utilizada para determinar la estructura de las proteínas, en particular las que son difíciles de cristalizar. La espectroscopia de RMN consiste en colocar una proteína en un campo magnético intenso y observar las interacciones entre los núcleos atómicos (normalmente átomos de hidrógeno). Estas interacciones proporcionan información sobre las distancias entre los átomos de la proteína, que puede utilizarse para determinar su estructura tridimensional. La RMN es especialmente útil para estudiar proteínas pequeñas y medianas en disolución, ya que permite a los investigadores observar la dinámica de la proteína y sus interacciones con otras moléculas en un entorno más natural. Sin embargo, la RMN está limitada por el tamaño de la proteína que puede estudiarse y suele proporcionar estructuras de menor resolución en comparación con la cristalografía de rayos X.
- **Microscopía crioelectrónica (Cryo-EM):** La criomicroscopía electrónica es una técnica de rápido avance que ha revolucionado la biología estructural en

los últimos años. Consiste en congelar una muestra de proteína en hielo vítreo y obtener imágenes con un microscopio electrónico. Las imágenes resultantes se combinan para reconstruir la estructura tridimensional de la proteína. La criomicroscopía electrónica es especialmente útil para estudiar grandes complejos proteicos y proteínas de membrana, que suelen ser difíciles de estudiar mediante cristalografía de rayos X o RMN. La resolución de la crio-EM ha mejorado considerablemente en los últimos años, lo que permite determinar estructuras de resolución atómica. La crio-EM no requiere que la proteína esté cristalizada y puede capturar múltiples conformaciones de una proteína, proporcionando información sobre su dinámica y función.

Aplicaciones de la biología estructural al descubrimiento de fármacos

La biología estructural tiene numerosas aplicaciones en el descubrimiento de fármacos, desde la identificación y validación de dianas hasta la optimización de pistas y el desarrollo de anticuerpos terapéuticos.

- **Identificación y validación de dianas:** La biología estructural desempeña un papel fundamental en la identificación y validación de dianas farmacológicas. Al determinar la estructura de una proteína implicada en un proceso patológico, los investigadores pueden identificar posibles sitios de unión para moléculas pequeñas o productos biológicos. La información estructural también puede usarse para validar una diana confirmando que tiene un sitio de unión a fármacos, es decir, una zona de la proteína donde una molécula de fármaco puede unirse con gran afinidad y especificidad. Esto es especialmente importante en las primeras fases del descubrimiento de fármacos, en las que la selección de la diana correcta es crucial para el éxito de todo el proyecto.
- **Diseño de fármacos basado en estructuras:** Una de las aportaciones más significativas de la biología estructural al descubrimiento de fármacos es el desarrollo del diseño de fármacos basado en estructuras (SBDD). El SBDD consiste en diseñar pequeñas moléculas que encajen con precisión en el lugar de unión de una proteína diana, como una llave en una cerradura. Utilizando la estructura tridimensional de la proteína, los investigadores pueden diseñar moléculas que se unen con gran afinidad y especificidad, optimizando sus interacciones con la proteína. Este enfoque es más eficaz que los métodos tradicionales de descubrimiento de fármacos, que suelen basarse en el cribado de alto rendimiento de grandes bibliotecas de compuestos. El SBDD se ha

utilizado para desarrollar numerosos fármacos de éxito, como inhibidores de la proteasa del VIH e inhibidores de la cinasa para el tratamiento del cáncer.

- **Descubrimiento de fármacos basado en fragmentos:** El descubrimiento de fármacos basado en fragmentos (FBDD) es una variante del SBDD que consiste en analizar pequeños fragmentos químicos (compuestos de bajo peso molecular) frente a una proteína diana. Estos fragmentos suelen ser demasiado pequeños para inhibir la función de la proteína por sí solos, pero pueden unirse a diferentes partes del sitio de unión de la proteína. A continuación se determina la estructura del complejo proteína-fragmento mediante técnicas como la cristalografía de rayos X o la RMN. Los investigadores pueden utilizar esta información estructural para unir o aumentar los fragmentos en una molécula más grande y potente. El FBDD se ha convertido en un método importante en el descubrimiento de fármacos, sobre todo para dianas difíciles a las que no se puede acceder con los métodos tradicionales.
- **Comprender la resistencia a los fármacos:** La biología estructural es esencial para comprender los mecanismos de la resistencia a los fármacos, que es un reto importante en el tratamiento de enfermedades como el cáncer y las enfermedades infecciosas. La farmacorresistencia suele deberse a mutaciones en la proteína diana que reducen la afinidad de unión del fármaco. Al determinar la estructura de la proteína mutante y compararla con la estructura de tipo salvaje, los investigadores pueden identificar los cambios estructurales que conducen a la resistencia. Esta información puede utilizarse para diseñar inhibidores de de nueva generación que superen la resistencia uniéndose a la proteína mutante o dirigiéndose a un sitio alternativo.
- **Desarrollo de anticuerpos terapéuticos:** Los anticuerpos terapéuticos son una clase importante de fármacos biológicos utilizados para tratar una amplia gama de enfermedades, como el cáncer, los trastornos autoinmunes y las enfermedades infecciosas. La biología estructural es fundamental para el desarrollo de anticuerpos terapéuticos, ya que proporciona información detallada sobre la interacción entre el anticuerpo y su antígeno diana. Al determinar la estructura del complejo anticuerpo-antígeno, los investigadores pueden optimizar la afinidad de unión, la especificidad y la estabilidad del anticuerpo. Esta información estructural también es valiosa para diseñar

variantes de anticuerpos con propiedades mejoradas, como inmunogenicidad reducida o funciones efectoras mejoradas.

Retos de la biología estructural

Si bien la biología estructural aporta valiosísimos conocimientos sobre las estructuras y funciones de las proteínas, también presenta varios retos que pueden entorpecer el proceso de descubrimiento de fármacos.

- **Cristalización de proteínas:** La cristalografía de rayos X, la técnica más utilizada en biología estructural, requiere que la proteína esté cristalizada. Sin embargo, muchas proteínas son difíciles de cristalizar, sobre todo las grandes, flexibles o unidas a membranas. Las proteínas de membrana, que son importantes dianas farmacológicas, son especialmente difíciles de cristalizar debido a su naturaleza hidrofóbica y a la necesidad de un entorno lipídico para mantener su estructura nativa. Los avances en las técnicas de cristalización, como el uso de la fase cúbica lipídica y los nanodiscos, han ayudado a abordar estos retos, pero la cristalización de proteínas sigue siendo un cuello de botella en muchos proyectos de biología estructural.
- **Dinámica de las proteínas:** Las proteínas no son estructuras estáticas; sufren cambios conformacionales que son esenciales para su función. Captar estos cambios dinámicos es crucial para comprender cómo interactúan las proteínas con otras moléculas y cómo pueden modularse estas interacciones mediante fármacos. Sin embargo, las técnicas tradicionales de biología estructural, como la cristalografía de rayos X, a menudo proporcionan una instantánea de una única conformación, sin tener en cuenta la naturaleza dinámica de la proteína. La RMN y la crioEM son más adecuadas para estudiar la dinámica de las proteínas, pero estas técnicas tienen sus limitaciones, como una menor resolución y restricciones de tamaño. Los avances en cristalografía con resolución temporal y crio-EM están ayudando a resolver estos problemas en , proporcionando información sobre los cambios conformacionales que se producen durante la función de las proteínas.
- **Interpretación y modelización de datos:** Determinar la estructura tridimensional de una proteína es sólo el primer paso; interpretar esta estructura y utilizarla para guiar el descubrimiento de fármacos es igualmente difícil. Los datos estructurales deben integrarse con datos funcionales y bioquímicos para comprender plenamente el papel de la proteína en la enfermedad y sus

interacciones con posibles moléculas farmacológicas. Las herramientas computacionales, como el acoplamiento molecular y las simulaciones de dinámica molecular, son esenciales para modelizar estas interacciones y predecir los efectos de las mutaciones o la unión a fármacos. Sin embargo, estos modelos suelen estar limitados por la precisión de los datos estructurales y la complejidad de las interacciones proteína-ligando. Los continuos avances en química computacional y aprendizaje automático están mejorando la precisión y fiabilidad de estos modelos.

Modelado molecular

El modelado molecular es un término amplio que engloba diversas técnicas computacionales utilizadas para modelar las estructuras, la dinámica y las interacciones de las moléculas. En el descubrimiento de fármacos, el modelado molecular se utiliza para predecir cómo interactuarán los posibles fármacos candidatos con sus proteínas diana, optimizar la afinidad de unión y la especificidad de estas interacciones, y diseñar nuevos compuestos con las propiedades deseadas. El modelado molecular es un poderoso complemento de las técnicas experimentales en biología estructural, que permite a los investigadores explorar interacciones moleculares in silico antes de pasar a la validación experimental.

Molecular Docking: Predicción de interacciones proteína-ligando

El acoplamiento molecular es una técnica de modelización molecular ampliamente utilizada que predice la orientación preferida de una pequeña molécula (ligando) cuando se une a una proteína (receptor). El objetivo del acoplamiento molecular es identificar el modo de unión que maximiza la interacción entre el ligando y el receptor, prediciendo así la afinidad y especificidad de unión del ligando.

➢ **El proceso de acoplamiento**

El proceso de acoplamiento molecular suele constar de varios pasos:

- **Preparación de las estructuras de la proteína y el ligando:** Las estructuras tridimensionales de la proteína y el ligando se preparan, a menudo utilizando datos experimentales de cristalografía de rayos X, RMN o crio-EM. La estructura de la proteína suele "limpiarse" eliminando moléculas de agua, iones, y otros componentes no esenciales. La estructura del ligando se optimiza minimizando su energía y asignando cargas parciales.

- **Generación de la cuadrícula:** Se genera una cuadrícula alrededor del sitio activo de la proteína, definiendo la región en la que el algoritmo de acoplamiento buscará posibles modos de unión. La cuadrícula se basa a menudo en las coordenadas de los residuos del sitio activo o en un ligando co-cristalizado.
- **Simulación de acoplamiento:** A continuación, el ligando se "acopla" al sitio activo mediante un algoritmo de búsqueda que explora diferentes orientaciones y conformaciones del ligando. El algoritmo de acoplamiento evalúa las interacciones entre el ligando y la proteína, como los enlaces de hidrógeno, las interacciones hidrofóbicas y las fuerzas de van der Waals, para identificar el modo de unión óptimo.
- **Puntuación y clasificación:** Los resultados del acoplamiento se puntúan en función de la afinidad de unión prevista para cada pose de ligando. La función de puntuación estima la energía libre de unión, y las puntuaciones más bajas (más negativas) indican una unión más fuerte. Las posturas del ligando se clasifican en función de sus puntuaciones, y las posturas mejor clasificadas se analizan posteriormente.
- **Análisis posterior al acoplamiento:** Las posturas de ligando mejor clasificadas suelen analizarse con más detalle mediante inspección visual, simulaciones de dinámica molecular o funciones de puntuación adicionales. Este análisis ayuda a identificar los candidatos más prometedores para la validación experimental.

➢ **Aplicaciones del acoplamiento molecular en el descubrimiento de fármacos**

El acoplamiento molecular se utiliza ampliamente en el descubrimiento de fármacos para diversas aplicaciones, como el cribado virtual, la optimización de pistas y la predicción de la resistencia a los fármacos.

- **Cribado virtual:** El acoplamiento molecular se utiliza habitualmente en el cribado virtual, en el que se analizan in silico grandes bibliotecas de pequeñas moléculas frente a una proteína diana para identificar posibles fármacos candidatos. El cribado virtual permite a los investigadores priorizar los compuestos para pruebas experimentales, reduciendo el tiempo y el coste asociados al cribado de alto rendimiento. Al acoplar millones de compuestos a una proteína diana, el cribado virtual puede identificar nuevos andamiajes químicos y compuestos líderes a los que no se puede acceder por métodos tradicionales.

- **Optimización de la pista:** Una vez identificado un compuesto principal, puede utilizarse el acoplamiento molecular para optimizar su afinidad y especificidad de unión. Mediante el acoplamiento de análogos del compuesto principal a la proteína diana, los investigadores pueden explorar la relación estructura-actividad (SAR) y diseñar derivados con propiedades mejoradas. El acoplamiento también puede predecir los efectos de las modificaciones químicas, como la adición de grupos funcionales o el cambio de la estereoquímica, sobre la afinidad y especificidad de unión del compuesto.
- **Predicción de la resistencia a los fármacos:** El acoplamiento molecular también se utiliza para predecir los efectos de las mutaciones en la unión de fármacos y la resistencia. Al acoplar un fármaco a las formas silvestre y mutante de una proteína diana, los investigadores pueden identificar las mutaciones que reducen la afinidad de unión del fármaco, provocando resistencia. Esta información puede orientar el diseño de inhibidores de nueva generación que superen la resistencia uniéndose a la proteína mutante o dirigiéndose a un sitio alternativo.

➢ **Retos del acoplamiento molecular**

Aunque el acoplamiento molecular es una poderosa herramienta para el descubrimiento de fármacos, también presenta varios retos y limitaciones.

- **Precisión de las funciones de puntuación:** La precisión del acoplamiento molecular depende en gran medida de la función de puntuación utilizada para evaluar la afinidad de unión de las posturas del ligando. La mayoría de las funciones de puntuación son empíricas y se basan en aproximaciones de la energía libre de unión. Estas aproximaciones pueden dar lugar a imprecisiones, sobre todo en el caso de interacciones proteína-ligando complejas en las que intervienen moléculas de agua, iones metálicos o grandes cambios conformacionales. El desarrollo de funciones de puntuación más precisas y basadas en la física es un área de investigación en curso.
- **Flexibilidad de las proteínas:** Muchas proteínas son flexibles y pueden sufrir cambios de conformación al unirse a un ligando. Sin embargo, la

mayoría de los algoritmos de acoplamiento molecular asumen una estructura proteica rígida, lo que puede limitar la precisión de las predicciones de acoplamiento. La inclusión de la flexibilidad de la proteína en las simulaciones de acoplamiento, ya sea a través del acoplamiento conjunto o del acoplamiento inducido, es un área activa de investigación. Estos enfoques pretenden captar los cambios conformacionales que se producen tras la unión del ligando, mejorando la precisión de las predicciones de acoplamiento.

- **Moléculas de agua y efectos de la solvación:** Las moléculas de agua desempeñan un papel fundamental en las interacciones proteína-ligando, mediando en los enlaces de hidrógeno e influyendo en la afinidad de unión del ligando. Sin embargo, modelizar con precisión los efectos de las moléculas de agua en las simulaciones de acoplamiento es un reto . Algunos algoritmos de acoplamiento incluyen moléculas de agua explícitas en el sitio de unión, mientras que otros utilizan modelos de solvatación implícitos para tener en cuenta los efectos del agua. La mejora de la precisión de los modelos de solvatación y la incorporación de las interacciones mediadas por el agua en las simulaciones de acoplamiento son importantes áreas de investigación.

Simulaciones de Dinámica Molecular: Exploración de la flexibilidad y la dinámica de las proteínas

Las simulaciones de dinámica molecular (DM) son una potente técnica computacional utilizada para estudiar los movimientos y cambios conformacionales de las biomoléculas a lo largo del tiempo. A diferencia del acoplamiento molecular, que proporciona una imagen estática de las interacciones proteína-ligando, las simulaciones MD captan la naturaleza dinámica de estas interacciones, lo que permite a los investigadores explorar cómo se mueven e interactúan las proteínas y los ligandos en un entorno realista.

➢ **Los principios de las simulaciones de dinámica molecular**

Las simulaciones de DM consisten en resolver las ecuaciones de movimiento de un sistema de átomos a lo largo del tiempo, utilizando las leyes del movimiento de Newton. El proceso suele constar de los siguientes pasos:

- **Preparación del sistema:** Se prepara la estructura inicial del complejo proteína-ligando, a menudo basándose en datos experimentales de cristalografía de rayos X o acoplamiento molecular. A continuación, se disuelve el sistema añadiendo moléculas de agua y, si es necesario, contraiones para neutralizar la carga.

- **Asignación del campo de fuerzas:** Se aplica un campo de fuerzas al sistema, definiendo la energía potencial de los átomos en función de sus posiciones e interacciones. El campo de fuerza incluye términos para el estiramiento de enlaces, la flexión de ángulos, las rotaciones torsionales, las interacciones de van der Waals y las interacciones electrostáticas. Entre los campos de fuerza más utilizados en simulaciones MD se encuentran AMBER, CHARMM y GROMOS.
- **Equilibrado:** El sistema se equilibra calentándolo gradualmente a la temperatura deseada (normalmente alrededor de 300 K) y dejando que alcance un estado estable. Durante el equilibrado, se ajustan las posiciones y velocidades de los átomos para eliminar cualquier artefacto de la estructura inicial.
- **Ejecución de producción:** La ejecución de producción consiste en ejecutar la simulación MD durante un tiempo determinado, normalmente entre nanosegundos y microsegundos. Durante la simulación, las posiciones y velocidades de los átomos se actualizan en cada paso de tiempo, normalmente del orden de femtosegundos. La simulación genera una trayectoria, que es una serie temporal de las coordenadas atómicas.
- **Análisis de la trayectoria:** La trayectoria se analiza para extraer información sobre los movimientos y cambios conformacionales de la proteína y el ligando. Los análisis más comunes incluyen la desviación cuadrática media (RMSD) para medir la estabilidad de la estructura de la proteína, la fluctuación cuadrática media (RMSF) para identificar regiones flexibles y el análisis de enlaces de hidrógeno para estudiar las interacciones proteína-ligando. Los análisis avanzados pueden incluir cálculos de energía libre, análisis de componentes principales (PCA) y agrupación de conformaciones.

➢ **Aplicaciones de las simulaciones de dinámica molecular en el descubrimiento de fármacos**

Las simulaciones MD tienen numerosas aplicaciones en el descubrimiento de fármacos, desde el estudio de la dinámica de las proteínas hasta la predicción de los efectos de las mutaciones y la optimización de la unión de fármacos.

- **Estudio de la dinámica de proteínas:** Las simulaciones MD se utilizan ampliamente para estudiar la dinámica de proteínas y complejos proteína-ligando. Las proteínas son intrínsecamente flexibles y experimentan cambios conformacionales esenciales para su función. Las simulaciones MD capturan estos movimientos dinámicos, proporcionando información sobre los cambios conformacionales que se producen durante la función de la proteína y la unión del ligando. Por ejemplo, las simulaciones MD se han utilizado para estudiar la apertura y cierre de canales iónicos, los cambios conformacionales en receptores acoplados a proteínas G (GPCR) y la regulación alostérica de enzimas.
- **Predicción de los efectos de las mutaciones:** Las simulaciones MD pueden utilizarse para predecir los efectos de las mutaciones en la estructura y función de las proteínas. Al simular la dinámica de las formas silvestre y mutante de una proteína, los investigadores pueden identificar cambios estructurales que pueden afectar a la estabilidad, el plegamiento o la unión a ligandos de la proteína. Esta información es valiosa para comprender los mecanismos de resistencia a los fármacos, ya que las mutaciones que reducen la unión a fármacos pueden identificarse a menudo mediante simulaciones MD. Por ejemplo, las simulaciones MD se han utilizado para estudiar los efectos de las mutaciones de resistencia en la proteasa del VIH, los inhibidores de la quinasa y los antibióticos.
- **Cálculos de energía libre:** Una de las aplicaciones más potentes de las simulaciones MD es el cálculo de las energías libres, que proporcionan una medida cuantitativa de la estabilidad de diferentes conformaciones o de la afinidad de unión de un ligando. Los cálculos de energía libre, como el método de perturbación de la energía libre (FEP) o la integración termodinámica (TI), se basan en el muestreo de diferentes estados del sistema y la estimación de las diferencias de energía libre entre ellos. Estos cálculos son esenciales para predecir la afinidad de unión de los ligandos, optimizar los compuestos principales y comprender la termodinámica de las interacciones proteína-ligando.

- **Optimización de compuestos principales:** Las simulaciones MD también se emplean en la optimización de compuestos principales mediante la exploración de las interacciones de unión entre el ligando y la proteína. La naturaleza dinámica de las simulaciones MD permite a los investigadores identificar sitios de unión transitorios, interacciones mediadas por agua y cambios conformacionales que pueden mejorar o debilitar la afinidad de unión del ligando. Analizando estas interacciones, los investigadores pueden diseñar derivados del compuesto principal con mejores propiedades de unión. Por ejemplo, las simulaciones MD se han utilizado para optimizar la unión de inhibidores de quinasas, ligandos de GPCR e inhibidores de proteasas.

➢ **Retos de las simulaciones de dinámica molecular**

Las simulaciones MD son una herramienta poderosa en el descubrimiento de fármacos, pero también presentan varios retos y limitaciones.

- **Coste computacional:** Las simulaciones de DM son intensivas desde el punto de vista computacional y requieren importantes recursos, sobre todo en el caso de sistemas de gran tamaño o tiempos de simulación prolongados. Los avances en hardware, como las GPU y los aceleradores de DM especializados, han mejorado la eficiencia de las simulaciones de DM, pero el coste computacional sigue siendo una limitación para muchas aplicaciones. El desarrollo de algoritmos más rápidos y eficientes, así como el uso de plataformas de computación en la nube y computación distribuida, están ayudando a resolver este reto.
- **Muestreo y convergencia:** Uno de los principales retos de las simulaciones MD es garantizar que la simulación ha muestreado un número suficiente de conformaciones para proporcionar una representación exacta del sistema. Las proteínas pueden explorar un vasto espacio conformacional, y el muestreo adecuado de este espacio requiere largos tiempos de simulación o técnicas avanzadas de muestreo, como el intercambio de réplicas o la metadinámica. Garantizar la convergencia, cuando la simulación ha alcanzado un estado estable, también es un reto , sobre todo en el caso de sistemas complejos o cuando se calculan energías libres.

- **Precisión del campo de fuerzas:** La precisión de las simulaciones MD depende en gran medida del campo de fuerza utilizado para modelar las interacciones entre los átomos. Los campos de fuerza son empíricos y se basan en aproximaciones de la superficie de energía potencial. Aunque los campos de fuerza modernos son muy precisos para muchos sistemas, es posible que no capten todos los aspectos de las interacciones proteína-ligando, como los efectos de polarización o las interacciones iónicas específicas. El desarrollo de campos de fuerza más precisos y transferibles, así como la inclusión de efectos de mecánica cuántica, es un área de investigación en curso.

Mecánica cuántica/Mecánica molecular (QM/MM): Un puente entre las simulaciones cuánticas y clásicas

La mecánica cuántica/mecánica molecular (QM/MM) es un enfoque computacional híbrido que combina la precisión de la mecánica cuántica (QM) con la eficacia de la mecánica molecular (MM). La QM/MM se utiliza para estudiar las reacciones químicas, la catálisis enzimática y otros procesos que implican cambios en la estructura electrónica, que no son captados con precisión por las simulaciones MD clásicas.

➢ **Los principios de QM/MM**

En una simulación QM/MM, el sistema se divide en dos regiones:

- **Región QM:** La región QM incluye los átomos directamente implicados en la reacción química o el proceso electrónico, como el sitio activo de una enzima o el sitio de unión del ligando de una proteína. La región QM se trata mediante métodos de mecánica cuántica, como la teoría funcional de la densidad (DFT) o los métodos basados en la función de onda, que proporcionan una descripción precisa de la estructura electrónica y la superficie de energía potencial.
- **Región MM:** La región MM incluye el resto del sistema, como el esqueleto de la proteína, las moléculas de disolvente y los iones. La región MM se trata utilizando la mecánica molecular clásica, en la que los átomos se modelan como esferas conectadas por muelles. La región MM proporciona el entorno para la región QM, influyendo en su estructura y dinámica.

Las regiones QM y MM están acopladas, lo que permite a los átomos de la región QM interactuar con los átomos de la región MM. El enfoque QM/MM permite a los investigadores estudiar reacciones químicas y otros procesos que requieren una descripción precisa de la estructura electrónica, sin dejar de modelar el sistema más grande de manera eficiente.

- **Aplicaciones de QM/MM en el descubrimiento de fármacos**

La QM/MM tiene varias aplicaciones en el descubrimiento de fármacos, sobre todo en el estudio de los mecanismos enzimáticos, las vías de reacción y el diseño de inhibidores.

- **Mecanismos enzimáticos:** La QM/MM se utiliza ampliamente para estudiar los mecanismos de las reacciones catalizadas por enzimas, en las que los cambios en la estructura electrónica desempeñan un papel fundamental. Al modelizar el sitio activo de la enzima utilizando la mecánica cuántica, los investigadores pueden explorar el camino de la reacción, identificar los estados de transición y calcular las energías de activación. Esta información es valiosa para comprender cómo funcionan las enzimas, cómo alcanzan su eficacia catalítica y cómo afectan a su actividad las mutaciones o los inhibidores. La QM/MM se ha utilizado para estudiar los mecanismos de una amplia gama de enzimas, como quinasas, proteasas y polimerasas.
- **Vías de reacción:** La QM/MM también se utiliza para explorar las vías de reacción de moléculas pequeñas, como los fármacos candidatos, en un entorno biológico. Al modelizar el lugar de unión del ligando utilizando la mecánica cuántica, los investigadores pueden predecir los intermediarios de la reacción, los estados de transición y los productos de la reacción. Esta información es valiosa para comprender cómo interactúa un fármaco candidato con su diana y para optimizar su afinidad y especificidad de unión. La QM/MM se ha utilizado para estudiar las vías de reacción de inhibidores, fármacos covalentes y profármacos.
- **Diseño de inhibidores:** QM/MM se utiliza en el diseño de inhibidores dirigidos a enzimas u otras proteínas implicadas en procesos patológicos. Al modelizar las interacciones de unión entre el inhibidor y la proteína diana utilizando la mecánica cuántica, los investigadores pueden optimizar la afinidad de unión, la especificidad y la reactividad del inhibidor. La QM/MM es especialmente valiosa para diseñar inhibidores covalentes, que forman un enlace covalente con la proteína diana. Estos inhibidores

requieren una descripción precisa de la estructura electrónica y de la vía de reacción, que puede obtenerse mediante simulaciones QM/MM.

- **Retos de las simulaciones QM/MM**

Aunque la QM/MM es una herramienta poderosa en el descubrimiento de fármacos, también presenta varios retos y limitaciones.

- **Coste computacional:** Las simulaciones QM/MM son intensivas desde el punto de vista computacional, sobre todo cuando se trata de regiones QM grandes o tiempos de simulación largos. Los cálculos de la mecánica cuántica son mucho más exigentes que los de la mecánica molecular clásica, lo que limita el tamaño de la región QM y la duración de la simulación. Los avances en algoritmos, computación paralela y métodos híbridos QM/MM están ayudando a afrontar este reto, pero el coste computacional sigue siendo una limitación para muchas aplicaciones.
- **Límite entre las regiones QM y MM:** Uno de los retos clave en las simulaciones QM/MM es definir el límite entre las regiones QM y MM. El límite debe elegirse cuidadosamente para garantizar que las interacciones entre las regiones QM y MM se modelan con precisión. Unos límites mal definidos pueden dar lugar a artefactos, como cargas o longitudes de enlace incorrectas, que afectan a la precisión de la simulación. Para resolver estos problemas se utilizan técnicas como los átomos de enlace o las correcciones de límites, pero la elección del límite sigue siendo una consideración importante en las simulaciones QM/MM.
- **Compatibilidad del campo de fuerza:** La precisión de las simulaciones QM/MM depende de la compatibilidad entre el método mecánico cuántico utilizado en la región QM y el campo de fuerza utilizado en la región MM. Las diferencias en el tratamiento de la electrostática, las interacciones de van der Waals y los efectos de polarización pueden dar lugar a discrepancias en la frontera QM/MM. El desarrollo de campos de fuerza más compatibles y de métodos de acoplamiento mejorados es un área de investigación en curso.

Cálculos de energía libre: Cuantificación de las afinidades de unión

El cálculo de la energía libre es una poderosa herramienta informática utilizada para cuantificar la afinidad de unión de los ligandos a sus proteínas diana. La energía libre es una magnitud termodinámica que refleja la estabilidad de un sistema, y la diferencia de energía libre entre los estados unido y no unido de un ligando proporciona una medida de su afinidad de unión. Los cálculos de energía libre se utilizan ampliamente en el descubrimiento de fármacos para predecir la afinidad de unión de los ligandos, optimizar los compuestos principales y comprender la termodinámica de las interacciones proteína-ligando.

➢ **Métodos de cálculo de la energía libre**

En la modelización molecular se utilizan varios métodos para calcular las energías libres, cada uno con sus puntos fuertes y sus limitaciones.

- **Perturbación de la energía libre (FEP):** FEP es un método utilizado para calcular la diferencia de energía libre entre dos estados, como los estados unido y no unido de un ligando. El método consiste en cambiar gradualmente el sistema de un estado a otro "perturbando" el Hamiltoniano (la función de energía que describe el sistema). La diferencia de energía libre se calcula integrando los cambios de energía a lo largo del proceso de perturbación. El método FEP es muy preciso, pero puede requerir muchos cálculos, sobre todo si las perturbaciones son grandes o los sistemas complejos.
- **Integración termodinámica (IT):** La IT es otro método utilizado para calcular las diferencias de energía libre, similar a la FEP. La IT consiste en integrar la derivada de la energía libre con respecto a un parámetro de acoplamiento que cambia el sistema de un estado a otro. La integración se realiza sobre una serie de estados intermedios, proporcionando la diferencia de energía libre entre los estados inicial y final. El TI es especialmente útil para calcular las diferencias de energía libre entre diferentes conformaciones o posturas de unión de un ligando.
- **Energía de interacción lineal (LIE):** La LIE es un método más sencillo y menos exigente desde el punto de vista computacional para calcular las energías libres. LIE estima la diferencia de energía libre basándose en las energías de interacción medias entre el ligando y la proteína en los estados unido y no unido. El método asume una relación lineal entre las energías de interacción y la energía libre, proporcionando una estimación aproximada pero computacionalmente eficiente de la afinidad de unión.

➢ **Aplicaciones de los cálculos de energía libre en el descubrimiento de fármacos**

Los cálculos de energía libre se utilizan ampliamente en el descubrimiento de fármacos para diversas aplicaciones, como la optimización de pistas, el cribado virtual y la comprensión de la resistencia a los fármacos.

- **Optimización de plomo:** Los cálculos de energía libre se utilizan para optimizar la afinidad de unión de los compuestos principales mediante la predicción de los efectos de las modificaciones químicas. Calculando las diferencias de energía libre entre el compuesto principal y sus análogos, los investigadores pueden identificar las modificaciones que mejoran la afinidad y especificidad de unión. Los cálculos de energía libre son especialmente valiosos para explorar las relaciones estructura-actividad (SAR) y guiar el diseño de derivados con propiedades mejoradas.
- **Cribado virtual:** Los cálculos de energía libre también se utilizan en el cribado virtual para priorizar los compuestos que se someterán a pruebas experimentales. Calculando las energías libres de unión de un conjunto de compuestos, los investigadores pueden clasificarlos en en función de sus afinidades de unión previstas y seleccionar los candidatos más prometedores para estudios posteriores. Los cálculos de energía libre proporcionan una estimación más precisa de la afinidad de unión que las puntuaciones de acoplamiento, lo que los hace valiosos para refinar los resultados del cribado virtual.
- **Comprender la resistencia a los fármacos:** Los cálculos de energía libre se utilizan para estudiar los efectos de las mutaciones de resistencia en la unión de fármacos. Calculando las diferencias de energía libre entre las formas silvestre y mutante de una proteína, los investigadores pueden identificar las mutaciones que reducen la afinidad de unión y confieren resistencia. Esta información es valiosa para diseñar inhibidores de nueva generación que superen la resistencia dirigiéndose a la proteína mutante o uniéndose a un sitio alternativo.

➢ **Retos en el cálculo de la energía libre**

Los cálculos de la energía libre son una herramienta poderosa en el descubrimiento de fármacos, pero también presentan varios retos y limitaciones.

- **Muestreo y convergencia:** Garantizar un muestreo adecuado del espacio conformacional y lograr la convergencia del cálculo de la energía libre son retos clave en los cálculos de energía libre. Un muestreo insuficiente puede dar lugar a estimaciones inexactas de las diferencias de energía libre, sobre todo en sistemas complejos o con grandes cambios conformacionales. A menudo se utilizan técnicas avanzadas de muestreo, como el intercambio de réplicas o la metadinámica, para mejorar el muestreo y la convergencia.

- **Precisión del campo de fuerzas:** La precisión de los cálculos de energía libre depende de la calidad del campo de fuerza utilizado para modelar las interacciones entre los átomos. Los campos de fuerza se basan en parámetros y aproximaciones empíricas, que pueden introducir errores en el cálculo de la energía libre. El desarrollo de campos de fuerza más precisos y transferibles, así como la inclusión de efectos de mecánica cuántica, es un área de investigación en curso.
- **Coste computacional:** El cálculo de la energía libre es muy costoso desde el punto de vista computacional, sobre todo cuando se trata de sistemas grandes o de simulaciones de larga duración. La necesidad de un amplio muestreo y el cálculo de múltiples estados intermedios contribuyen al elevado coste computacional. Los avances en algoritmos, computación paralela y computación en nube están ayudando a resolver este problema, pero el coste computacional sigue siendo una limitación para muchas aplicaciones.

Referencias

Referencias

- ✓ Abbaoui, W., Retal, S., El Bhiri, B., Kharmoum, N., Ziti, S., 2024. Hacia la revolución de la asistencia sanitaria de precisión: A systematic literature review of artificial intelligence methods in precision medicine. Informatics Med. Unlocked 46. https://doi.org/10.1016/j.imu.2024.101475
- ✓ Abbas, M.K.G., Rassam, A., Karamshahi, F., Abunora, R., Abouseada, M., 2024. The Role of AI in Drug Discovery (El papel de la IA en el descubrimiento de fármacos). ChemBioChem 25. https://doi.org/10.1002/cbic.202300816
- ✓ Abd-Alrazaq, A., Alajlani, M., Alhuwail, D., Schneider, J., Al-Kuwari, S., Shah, Z., Hamdi, M., Househ, M., 2020. Artificial intelligence in the fight against COVID-19: Scoping review. J. Med. Internet Res. 22. https://doi.org/10.2196/20756
- ✓ Adamis, A.P., Brittain, C.J., Dandekar, A., Hopkins, J.J., 2020. Building on the success of anti-vascular endothelial growth factor therapy: a vision for the next decade. Eye 34, 1966 - 1972. https://doi.org/10.1038/s41433-020-0895-z
- ✓ Agajanian, S., Alshahrani, M., Bai, F., Tao, P., Verkhivker, G.M., 2023. Exploring and Learning the Universe of Protein Allostery Using Artificial Intelligence Augmented Biophysical and Computational Approaches. J. Chem. Inf. Model. 63, 1413 - 1428. https://doi.org/10.1021/acs.jcim.2c01634
- ✓ Ahmad, F., Muhmood, T., 2024. Clinical translation of nanomedicine with integrated digital medicine and machine learning interventions. Colloids Surfaces B Biointerfaces 241. https://doi.org/10.1016/j.colsurfb.2024.114041
- ✓ Alqahtani, A., 2022. Aplicación de la Inteligencia Artificial en el Descubrimiento y Desarrollo de Agentes Terapéuticos Anticancerígenos y Antidiabéticos. Evidence-based Complement. Altern. Med. 2022. https://doi.org/10.1155/2022/6201067
- ✓ Altara, R., Basson, C.J., Biondi-Zoccai, G., Booz, G.W., 2024. Exploring the Promise and Challenges of Artificial Intelligence in Biomedical Research and Clinical Practice (Exploración de la promesa y los retos de la inteligencia artificial en la investigación biomédica y la práctica clínica). J. Cardiovasc. Pharmacol. 83, 403 - 409. https://doi.org/10.1097/FJC.0000000000001546
- ✓ Amendola, G., Cosconati, S., 2021. PyRMD: A New Fully Automated AI-Powered Ligand-Based Virtual Screening Tool. J. Chem. Inf. Model. 61, 3835 - 3845. https://doi.org/10.1021/acs.jcim.1c00653
- ✓ Andrade, C.H., Nonato, M.C., da Silva Emery, F., 2024. Introducing CRAFT: The Center for Research and Advancement in Fragments and molecular Targets. ACS Med. Chem. Lett. 15, 1174 - 1177. https://doi.org/10.1021/acsmedchemlett.4c00296
- ✓ Arora, G., Joshi, J., Mandal, R.S., Shrivastava, N., Virmani, R., Sethi, T., 2021. Inteligencia artificial en la vigilancia, el diagnóstico, el descubrimiento de fármacos y el desarrollo de vacunas contra el covid-19. Patógenos 10. https://doi.org/10.3390/pathogens10081048

- ✓ Asada, K., Komatsu, M., Shimoyama, R., Takasawa, K., Shinkai, N., Sakai, A., Bolatkan, A., Yamada, M., Takahashi, S., Machino, H., Kobayashi, K., Kaneko, S., Hamamoto, R., 2021. Application of artificial intelligence in COVID-19 diagnosis and therapeutics. J. Pers. Med. 11. https://doi.org/10.3390/jpm11090886
- ✓ Ashayeri, H., Sobhi, N., Pławiak, P., Pedrammehr, S., Alizadehsani, R., Jafarizadeh, A., 2024. Transfer Learning in Cancer Genetics, Mutation Detection, Gene Expression Analysis, and Syndrome Recognition. Cancers (Basilea). 16. https://doi.org/10.3390/cancers16112138
- ✓ Athanasopoulou, K., Daneva, G.N., Adamopoulos, P.G., Scorilas, A., 2022. Artificial Intelligence: El hito en la investigación biomédica moderna. BioMedInformatics 2, 727 - 744. https://doi.org/10.3390/biomedinformatics2040049
- ✓ Ayres, L.B., Gómez, F.J. V, Linton, J.R., Silva, M.F., García, C.D., 2021. Dando el salto entre la química analítica y la inteligencia artificial: Una revisión tutorial. Anal. Chim. Acta 1161. https://doi.org/10.1016/j.aca.2021.338403
- ✓ Barbhuiya, P.A., Arman, S., Paul, H., Sen, S., Dey, B.K., Pathak, M.P., 2024. An Updated Review on the Early Detection and Drug Development Targeting Breast Cancer (Revisión actualizada sobre la detección precoz y el desarrollo de fármacos dirigidos al cáncer de mama). Curr. Womens. Health Rev. 20. https://doi.org/10.2174/1573404820666230713110902
- ✓ Barot, S., Patel, H., Yadav, A., Ban, I., 2023. Avances recientes en la terapia dirigida y papel de las tecnologías emergentes en el tratamiento del cáncer. Med. Oncol. 40. https://doi.org/10.1007/s12032-023-02184-6
- ✓ Bassani, D., Moro, S., 2023. Past, Present, and Future Perspectives on Computer-Aided Drug Design Methodologies. Molecules 28. https://doi.org/10.3390/molecules28093906
- ✓ Batool, M., Ahmad, B., Choi, S., 2019. Un paradigma de descubrimiento de fármacos basado en estructuras. Int. J. Mol. Sci. 20. https://doi.org/10.3390/ijms20112783
- ✓ Baxi, V., Edwards, R., Montalto, M., Saha, S., 2022. Patología digital e inteligencia artificial en medicina traslacional y práctica clínica. Mod. Pathol. 35, 23 - 32. https://doi.org/10.1038/s41379-021-00919-2
- ✓ Behling, A.H., Wilson, B.C., Ho, D., Virta, M., O'Sullivan, J.M., Vatanen, T., 2023. Abordar la resistencia a los antibióticos: ¿respuestas computacionales a un problema biológico? Curr. Opin. Microbiol. 74. https://doi.org/10.1016/j.mib.2023.102305
- ✓ Bharadwaj, S., Deepika, K., Kumar, A., Jaiswal, S., Miglani, S., Singh, D., Fartyal, P., Kumar, R., Singh, S., Singh, M.P., Gaidhane, A.M., Kumar, B., Jha, V., 2024. Exploración de la inteligencia artificial y su impacto en las ciencias farmacéuticas: Insights Toward the Horizons Where Technology Meets Tradition. Chem. Biol. Drug Des. 104. https://doi.org/10.1111/cbdd.14639

- Bhinder, B., Gilvary, C., Madhukar, N.S., Elemento, O., 2021. Inteligencia artifi cial en la investigación del cáncer y la medicina de precisión. Cancer Discov. 11, 900 - 915. https://doi.org/10.1158/2159-8290.CD-21-0090
- Bilgin, G.B., Bilgin, C., Burkett, B.J., Orme, J.J., Childs, D.S., Thorpe, M.P., Halfdanarson, T.R., Johnson, G.B., Kendi, A.T., Sartor, O., 2024. Theranostics e inteligencia artificial: nuevas fronteras en la medicina personalizada. Theranostics 14, 2367 - 2378. https://doi.org/10.7150/thno.94788
- Blanco, M.-J., Buskes, M.J., Govindaraj, R.G., Ipsaro, J.J., Prescott-Roy, J.E., Padyana, A.K., 2024. Allostery Illuminated: Harnessing AI and Machine Learning for Drug Discovery. ACS Med. Chem. Lett. 15, 1449 - 1455. https://doi.org/10.1021/acsmedchemlett.4c00260
- Brasil, S., Allocca, M., Magrinho, S.C.M., Santos, I., Raposo, M., Francisco, R., Pascoal, C., Martins, T., Videira, P.A., Pereira, F., Andreotti, G., Jaeken, J., Kantautas, K.A., Perlstein, E.O., Ferreira, V. dos R., 2022. Revisión Sistemática: Reposicionamiento de Medicamentos para los Trastornos Congénitos de la Glicosilación (CDG). Int. J. Mol. Sci. 23. https://doi.org/10.3390/ijms23158725
- Brasil, S., Pascoal, C., Francisco, R., Ferreira, V.D.R., Videira, P.A., Valadão, G., 2019. Inteligencia artificial (IA) en enfermedades raras: ¿Es el futuro más brillante? Genes (Basilea). 10. https://doi.org/10.3390/genes10120978
- Bulashevska, A., Nacsa, Z., Lang, F., Braun, M., Machyna, M., Diken, M., Childs, L., König, R., 2024. Inteligencia artificial y neoantígenos: allanando el camino para la inmunoterapia de precisión del cáncer. Front. Immunol. 15. https://doi.org/10.3389/fimmu.2024.1394003
- Cai, Y., Chen, R., Gao, S., Li, W., Liu, Y., Su, G., Song, M., Jiang, M., Jiang, C., Zhang, X., 2023. Artificial intelligence applied in neoantigen identification facilitates personalized cancer immunotherapy. Front. Oncol. 12. https://doi.org/10.3389/fonc.2022.1054231
- Çalışkan, M., Tazaki, K., 2023. AI/ML advances in non-small cell lung cancer biomarker discovery. Front. Oncol. 13. https://doi.org/10.3389/fonc.2023.1260374
- Cao, Z., Barati Farimani, O., Ock, J., Barati Farimani, A., 2024. Aprendizaje automático en el diseño de membranas: From Property Prediction to AI-Guided Optimization. Nano Lett. 24, 2953 - 2960. https://doi.org/10.1021/acs.nanolett.3c05137
- Cetin-Atalay, R., Kahraman, D.C., Nalbat, E., Rifaioglu, A.S., Atakan, A., Donmez, A., Atas, H., Atalay, M.V., Acar, A.C., Doğan, T., 2021. Data Centric Molecular Analysis and Evaluation of Hepatocellular Carcinoma Therapeutics Using Machine Intelligence-Based Tools. J. Gastrointest. Cancer 52, 1266 - 1276. https://doi.org/10.1007/s12029-021-00768-x
- Chafai, N., Bonizzi, L., Botti, S., Badaoui, B., 2024. Emerging applications of machine learning in genomic medicine and healthcare. Crit. Rev. Clin. Lab. Sci. 61, 140 - 163. https://doi.org/10.1080/10408363.2023.2259466
- Chang, L., Mondal, A., Singh, B., Martínez-Noa, Y., Pérez, A., 2024. Revolutionizing peptide-based drug discovery: Advances in the post-

AlphaFold era. Wiley Interdiscip. Rev. Comput. Mol. Sci. 14. https://doi.org/10.1002/wcms.1693

- ✓ Chen, B., Garmire, L., Calvisi, D.F., Chua, M.-S., Kelley, R.K., Chen, X., 2020. Harnessing big 'omics' data and AI for drug discovery in hepatocellular carcinoma. Nat. Rev. Gastroenterol. Hepatol. 17, 238 - 251. https://doi.org/10.1038/s41575-019-0240-9
- ✓ Chen, H., Lu, D., Xiao, Z., Li, S., Zhang, Wen, Luan, X., Zhang, Weidong, Zheng, G., 2024. Aplicaciones integrales de la tecnología de inteligencia artificial en la investigación y el desarrollo de nuevos fármacos. Heal. Inf. Sci. Syst. 12. https://doi.org/10.1007/s13755-024-00300-y
- ✓ Chen, Y., Esmaeilzadeh, P., 2024. Generative AI in Medical Practice: In-Depth Exploration of Privacy and Security Challenges. J. Med. Internet Res. 26. https://doi.org/10.2196/53008
- ✓ Chen, Z.-H., Lin, L., Wu, C.-F., Li, C.-F., Xu, R.-H., Sun, Y., 2021. Artificial intelligence for assisting cancer diagnosis and treatment in the era of precision medicine. Cancer Commun. 41, 1100 - 1115. https://doi.org/10.1002/cac2.12215
- ✓ Chen, Z., Hu, L., Zhang, B.-T., Lu, A., Wang, Y., Yu, Y., Zhang, G., 2021. Artificial intelligence in aptamer-target binding prediction. Int. J. Mol. Sci. 22. https://doi.org/10.3390/ijms22073605
- ✓ Chi, J., Shu, J., Li, M., Mudappathi, R., Jin, Y., Lewis, F., Boon, A., Qin, X., Liu, L., Gu, H., 2024. Artificial intelligence in metabolomics: a current review. TrAC - Trends Anal. Chem. 178. https://doi.org/10.1016/j.trac.2024.117852
- ✓ Chin, L., Khozin, S., 2021. Una autopista digital para la fluidez y la equidad de los datos en la medicina de precisión. Biochim. Biophys. Acta - Rev. Cancer 1876. https://doi.org/10.1016/j.bbcan.2021.188575
- ✓ Chong, L.C., Gandhi, G., Lee, J.M., Yeo, W.W.Y., Choi, S.-B., 2021. Drug discovery of spinal muscular atrophy (Sma) in computational perspective: A comprehensive review. Int. J. Mol. Sci. 22. https://doi.org/10.3390/ijms22168962
- ✓ Congote, L.F., 2008. Multi-functional anti-HIV agents based on amino acid sequences present in serpin C-terminal peptides. Antiinfect. Agents Med. Chem. 7, 126 - 133. https://doi.org/10.2174/187152108783954614
- ✓ Crouzet, A., López, N., Riss Yaw, B., Lepelletier, Y., Demange, L., 2024. El milenario desarrollo de fármacos asociados a la historia de los 80 años de la inteligencia artificial: ¿El Big Bang terapéutico? Molecules 29. https://doi.org/10.3390/molecules29122716
- ✓ Cui, W., Aouidate, A., Wang, S., Yu, Q., Li, Y., Yuan, S., 2020. Descubrimiento de fármacos contra el cáncer mediante métodos computacionales. Front. Pharmacol. 11. https://doi.org/10.3389/fphar.2020.00733
- ✓ Dana, D., Gadhiya, S. V, Surin, L.G. St., Li, D., Naaz, F., Ali, Q., Paka, L., Yamin, M.A., Narayan, M., Goldberg, I.D., Narayan, P., 2018. Aprendizaje profundo en el descubrimiento de fármacos y la medicina; arañando la superficie. Molecules 23. https://doi.org/10.3390/molecules23092384

- ✓ Dara, M., Dianatpour, M., Azarpira, N., Omidifar, N., 2024. Convergencia de CRISPR y la inteligencia artificial: Un cambio de paradigma en biotecnología. Hum. Gene 41. https://doi.org/10.1016/j.humgen.2024.201297
- ✓ Das, K., Paltani, M., Tripathi, P.K., Kumar, R., Verma, S., Kumar, S., Jain, C.K., 2023. Current implicationsãnd challenges ofãrtificial intelligence technologies in therapeutic intervention of colorectal cancer. Explor. Target. Anti-tumor Ther. 4, 1286 - 1300. https://doi.org/10.37349/etat.2023.00197
- ✓ Das, K.P., Chandra, J., 2022. Nanoparticles and convergence of artificial intelligence for targeted drug delivery for cancer therapy: Current progress and challenges. Front. Med. Technol. 4. https://doi.org/10.3389/fmedt.2022.1067144
- ✓ David, L., Brata, A.M., Mogosan, C., Pop, C., Czako, Z., Muresan, L., Ismaiel, A., Dumitrascu, D.I., Leucuta, D.C., Stanculete, M.F., Iaru, I., Popa, S.L., 2021. Inteligencia artificial y descubrimiento de antibióticos. Antibiotics 10. https://doi.org/10.3390/antibiotics10111376
- ✓ David, L., Thakkar, A., Mercado, R., Engkvist, O., 2020. Molecular representations in AI-driven drug discovery: a review and practical guide. J. Cheminform. 12. https://doi.org/10.1186/s13321-020-00460-5
- ✓ Deng, L.-J., Deng, W.-Q., Fan, S.-R., Chen, M.-F., Qi, M., Lyu, W.-Y., Qi, Q., Tiwari, A.K., Chen, J.-X., Zhang, D.-M., Chen, Z.-S., 2022. m6A modification: recent advances, anticancer targeted drug discovery and beyond. Mol. Cancer 21. https://doi.org/10.1186/s12943-022-01510-2
- ✓ Djoumbou-Feunang, Y., Wilmot, J., Kinney, J., Chanda, P., Yu, P., Sader, A., Sharifi, M., Smith, S., Ou, J., Hu, J., Shipp, E., Tomandl, D., Kumpatla, S.P., 2023. Cheminformatics and artificial intelligence for accelerating agrochemical discovery. Front. Chem. 11. https://doi.org/10.3389/fchem.2023.1292027
- ✓ Dutta, S., Bose, K., 2021. Remodelling structure-based drug design using machine learning. Emerg. Top. Life Sci. 5, 13 - 27. https://doi.org/10.1042/ETLS20200253
- ✓ El-Meligi, A.A., 2023. Future of chemistry in the presence of artificial intelligence. South African J. Chem. 77, 150 - 156. https://doi.org/10.17159/0379-4350/2023/v77a19
- ✓ Fadahunsi, A.A., Uzoeto, H.O., Okoro, N.O., Cosmas, S., Durojaye, O.A., Odiba, A.S., 2024. Revolutionizing drug discovery: an AI-powered transformation of molecular docking. Med. Chem. Res. https://doi.org/10.1007/s00044-024-03253-9
- ✓ Fallah, A., Havaei, S.A., Sedighian, H., Kachuei, R., Fooladi, A.A.I., 2024. Prediction of aptamer affinity using an artificial intelligence approach. J. Mater. Chem. B 12, 8825 - 8842. https://doi.org/10.1039/d4tb00909f
- ✓ Fatima, I., Rehman, A., Ding, Y., wang, P., Meng, Y., Rehman, H.U., Warraich, D.A., Wang, Z., Feng, L., Liao, M., 2024. Breakthroughs in AI and multi-omics for cancer drug discovery: A review. Eur. J. Med. Chem. 280. https://doi.org/10.1016/j.ejmech.2024.116925

✓ Foster, N., Wood, F.M., Fear, M., Pavlos, N., Raby, E., Edgar, D.W., 2023. IBM Watson AI-enhanced search tool identifies novel candidate genes and provides insight into potential pathomechanisms of traumatic heterotopic ossification. Burn. Open 7, 126 - 138. https://doi.org/10.1016/j.burnso.2023.07.001

✓ Gangwal, A., Ansari, A., Ahmad, I., Azad, A.K., Wan Sulaiman, W.M.A., 2024. Current strategies to address data scarcity in artificial intelligence-based drug discovery: A comprehensive review. Comput. Biol. Med. 179. https://doi.org/10.1016/j.compbiomed.2024.108734

✓ Gautam, V., Gaurav, A., Masand, N., Lee, V.S., Patil, V.M., 2023. Artificial intelligence and machine-learning approaches in structure and ligand-based discovery of drugs affecting central nervous system. Mol. Divers. 27, 959 - 985. https://doi.org/10.1007/s11030-022-10489-3

✓ Gentile, F., Oprea, T.I., Tropsha, A., Cherkasov, A., 2023. ¡Seguro que está bromeando, Sr. Docking! Chem. Soc. Rev. 52, 872 - 878. https://doi.org/10.1039/d2cs00948j

✓ Gholap, A.D., Uddin, M.J., Faiyazuddin, M., Omri, A., Gowri, S., Khalid, M., 2024. Advances in artificial intelligence for drug delivery and development: A comprehensive review. Comput. Biol. Med. 178. https://doi.org/10.1016/j.compbiomed.2024.108702

✓ Gui, Y., He, X., Yu, J., Jing, J., 2023. Artificial Intelligence-Assisted Transcriptomic Analysis to Advance Cancer Immunotherapy (Análisis transcriptómico asistido por inteligencia artificial para avanzar en la inmunoterapia del cáncer). J. Clin. Med. 12. https://doi.org/10.3390/jcm12041279

✓ Guo, F.-W., Zhang, Q., Gu, Y.-C., Shao, C.-L., 2023. Sulfur-containing marine natural products as leads for drug discovery and development. Curr. Opin. Chem. Biol. 75. https://doi.org/10.1016/j.cbpa.2023.102330

✓ Guo, Q., Fu, B., Tian, Y., Xu, S., Meng, X., 2024. Recent progress in artificial intelligence and machine learning for novel diabetes mellitus medications development. Curr. Med. Res. Opin. 40, 1483 - 1493. https://doi.org/10.1080/03007995.2024.2387187

✓ Guo, W., Lv, C., Guo, M., Zhao, Q., Yin, X., Zhang, L., 2023. Aplicaciones innovadoras de la inteligencia artificial en la gestión de enfermedades zoonóticas. Sci. One Heal. 2. https://doi.org/10.1016/j.soh.2023.100045

✓ Guo, Y., Zhang, Y., Lyu, T., Prosperi, M., Wang, F., Xu, H., Bian, J., 2021. The application of artificial intelligence and data integration in COVID-19 studies: A scoping review. J. Am. Med. Informatics Assoc. 28, 2050 - 2067. https://doi.org/10.1093/jamia/ocab098

✓ Gupta, C., Chandrashekar, P., Jin, T., He, C., Khullar, S., Chang, Q., Wang, D., 2022. Bringing machine learning to research on intellectual and developmental disabilities: taking inspiration from neurological diseases. J. Neurodev. Disord. 14. https://doi.org/10.1186/s11689-022-09438-w

✓ Han, D., Lu, J., Fan, B., Lu, W., Xue, Y., Wang, M., Liu, T., Cui, S., Gao, Q., Duan, Y., Xu, Y., 2024. Lysine-Specific Demethylase 1 Inhibitors: A

Comprehensive Review Utilizing Computer-Aided Drug Design Technologies. Molecules 29. https://doi.org/10.3390/molecules29020550
- Handa, T., 2023. El papel potencial de la inteligencia artificial en la práctica clínica de la enfermedad pulmonar intersticial. Respir. Investig. 61, 702 - 710. https://doi.org/10.1016/j.resinv.2023.08.006
- Harris, A., Verticchio Vercellin, A., Weinreb, R.N., Khawaja, A., Macgregor, S., Pasquale, L.R., 2024. Lecciones del Think Tank 2023 de la Glaucoma Foundation: A Patient-Centric Approach to Glaucoma. J. Glaucoma 33, E1 - E14. https://doi.org/10.1097/IJG.0000000000002353
- Haubold, J., Hosch, R., Jost, G., Kreis, F., Forsting, M., Pietsch, H., Nensa, F., 2024. AI as a New Frontier in Contrast Media Research Bridging the Gap Between Contrast Media Reduction, the Contrast-Free Question and New Application Discoveries. Invest. Radiol. 59, 206 - 213. https://doi.org/10.1097/RLI.0000000000001028
- He, D., Wang, R., Xu, Z., Wang, J., Song, P., Wang, H., Su, J., 2024. The use of artificial intelligence in the treatment of rare diseases: A scoping review. Intractable Rare Dis. Res. 13, 12 - 22. https://doi.org/10.5582/irdr.2023.01111
- Hessler, G., Baringhaus, K.-H., 2018. Inteligencia artificial en el diseño de fármacos. Molecules 23. https://doi.org/10.3390/molecules23102520
- Huang, J., Ecker, G.F., 2023. A Structure-Based View on ABC-Transporter Linked to Multidrug Resistance. Molecules 28. https://doi.org/10.3390/molecules28020495
- Huo, D., Wang, X., 2024. Una nueva era en la atención sanitaria: La integración de la inteligencia artificial y microbiana. Med. Nov. Technol. Devices 23. https://doi.org/10.1016/j.medntd.2024.100319
- Isozaki, A., Harmon, J., Zhou, Y., Li, S., Nakagawa, Y., Hayashi, M., Mikami, H., Lei, C., Goda, K., 2020. AI on a chip. Lab Chip 20, 3074 - 3090. https://doi.org/10.1039/d0lc00521e
- Jamialahmadi, H., Khalili-Tanha, G., Nazari, E., Rezaei-Tavirani, M., 2024. Artificial intelligence and bioinformatics: a journey from traditional techniques to smart approaches. Gastroenterol. Hepatol. from Bed to Bench 17, 241 - 252. https://doi.org/10.22037/ghfbb.v17i3.2977
- Joshi, R.P., Kumar, N., 2021. Inteligencia artificial para el diseño molecular autónomo: A perspective. Molecules 26. https://doi.org/10.3390/molecules26226761
- Jurisica, I., 2024. Biología explicable para mejorar las terapias en medicina de precisión: AI is not enough. Best Pract. Res. Clin. Rheumatol. https://doi.org/10.1016/j.berh.2024.102006
- Katwaroo, A.R., Adesh, V.S., Lowtan, A., Umakanthan, S., 2024. El impacto diagnóstico, terapéutico y ético de la inteligencia artificial en la medicina moderna. Postgrad. Med. J. 100, 289 - 296. https://doi.org/10.1093/postmj/qgad135
- Kawai, K., Karuo, Y., Tarui, A., Sato, K., Kataoka, M., Omote, M., 2024. Development of Drug Discovery Platforms Using Artificial Intelligence and

Cheminformatics. Chem. Pharm. Bull. 72, 794 - 799. https://doi.org/10.1248/cpb.c23-00790

- Kim, J., Kusko, R., Zeskind, B., Zhang, J., Escalante-Chong, R., 2021. A primer on applying AI synergistically with domain expertise to oncology. Biochim. Biophys. Acta - Rev. Cancer 1876. https://doi.org/10.1016/j.bbcan.2021.188548
- Kırboğa, K.K., Abbasi, S., Küçüksille, E.U., 2023. Explicabilidad y caja blanca en el descubrimiento de fármacos. Chem. Biol. Drug Des. 102, 217 - 233. https://doi.org/10.1111/cbdd.14262
- Kokudeva, M., Vichev, M., Naseva, E., Miteva, D.G., Velikova, T., 2024. La inteligencia artificial como herramienta en el descubrimiento y desarrollo de fármacos. World J. Exp. Med. 14. https://doi.org/10.5493/wjem.v14.i3.96042
- Ledziński, Ł., Grześk, G., 2023. Tecnologías de Inteligencia Artificial en Cardiología. J. Cardiovasc. Dev. Dis. 10. https://doi.org/10.3390/jcdd10050202
- Lefin, N., Herrera-Belén, L., Farias, J.G., Beltrán, J.F., 2024. Revisión y perspectiva sobre herramientas bioinformáticas que utilizan machine learning y deep learning para la predicción de péptidos antivirales. Mol. Divers. 28, 2365 - 2374. https://doi.org/10.1007/s11030-023-10718-3
- Lewandowski, N., Koller, B., 2023. Transforming medical sciences with high-performance computing, high-performance data analytics and AI. Technol. Heal. Care 31, 1505 - 1507. https://doi.org/10.3233/THC-237000
- Li, C., Ye, G., Jiang, Y., Wang, Z., Yu, H., Yang, M., 2024. La inteligencia artificial en la lucha contra las enfermedades infecciosas: Un papel transformador. J. Med. Virol. 96. https://doi.org/10.1002/jmv.29355
- Li, G., Lin, P., Wang, K., Gu, C.-C., Kusari, S., 2022. Artificial intelligence-guided discovery of anticancer lead compounds from plants and associated microorganisms. Trends in Cancer 8, 65 - 80. https://doi.org/10.1016/j.trecan.2021.10.002
- Lin, Y., Zhang, Y., Wang, D., Yang, B., Shen, Y.-Q., 2022. Computer especially AI-assisted drug virtual screening and design in traditional Chinese medicine. Phytomedicine 107. https://doi.org/10.1016/j.phymed.2022.154481
- Liu, B., He, H., Luo, H., Zhang, T., Jiang, J., 2019. Inteligencia artificial y big data facilitaron el descubrimiento de fármacos dirigidos. Stroke Vasc. Neurol. 4, 206 - 213. https://doi.org/10.1136/svn-2019-000290
- Liu, G.-Y., Yu, D., Fan, M.-M., Zhang, X., Jin, Z.-Y., Tang, C., Liu, X.-F., 2024. Crisis de la resistencia a los antimicrobianos: ¿podría ser la inteligencia artificial la solución? Mil. Med. Res. 11. https://doi.org/10.1186/s40779-024-00510-1
- Liu, J., Bao, C., Zhang, J., Han, Z., Fang, H., Lu, H., 2024. Artificial intelligence with mass spectrometry-based multimodal molecular profiling methods for advancing therapeutic discovery of infectious diseases. Pharmacol. Ther. 263. https://doi.org/10.1016/j.pharmthera.2024.108712
- Liu, Y., Su, Y., Wu, Z., Gao, J., Gong, X., Zhang, L., 2024. Artificial intelligence in rheumatoid arthritis research: A bibliometric analysis from 2004

to 2023. Rheumatol. Autoimmun. 4, 133 - 144. https://doi.org/10.1002/rai2.12142

- Lodhi, D.S., Verma, M., Golani, P., Pawar, A.S., Nagdev, S., 2022. Impact of Artificial Intelligence in the Pharmaceutical Industry on Working Culture: A Review. Int. J. Pharm. Sci. Nanotechnol. 15, 5771 - 5780. https://doi.org/10.37285/ijpsn.2022.15.1.5
- Luchini, C., Pea, A., Scarpa, A., 2022. Inteligencia artificial en oncología: aplicaciones actuales y perspectivas de futuro. Br. J. Cancer 126, 4 - 9. https://doi.org/10.1038/s41416-021-01633-1
- Lv, C., Guo, W., Yin, X., Liu, L., Huang, X., Li, S., Zhang, L., 2024. Innovative applications of artificial intelligence during the COVID-19 pandemic. Infect. Med. 3. https://doi.org/10.1016/j.imj.2024.100095
- Lv, Q., Zhou, F., Liu, X., Zhi, L., 2023. Inteligencia artificial en el descubrimiento de fármacos de moléculas pequeñas de 2018 a 2023: ¿Funciona realmente? Bioorg. Chem. 141. https://doi.org/10.1016/j.bioorg.2023.106894
- MacMath, D., Chen, M., Khoury, P., 2023. Artificial Intelligence: Explorando el Futuro de la Innovación en Inmunología Alérgica. Curr. Allergy Asthma Rep. 23, 351 - 362. https://doi.org/10.1007/s11882-023-01084-z
- Mariam, Z., Niazi, S.K., Magoola, M., 2024. Unlocking the Future of Drug Development: Generative AI, Digital Twins, and Beyond. BioMedInformatics 4, 1441 - 1456. https://doi.org/10.3390/biomedinformatics4020079
- Marzi, S.J., Schilder, B.M., Nott, A., Frigerio, C.S., Willaime-Morawek, S., Bucholc, M., Hanger, D.P., James, C., Lewis, P.A., Lourida, I., Noble, W., Rodríguez-Algarra, F., Sharif, J.-A., Tsalenchuk, M., Winchester, L.M., Yaman, Ü., Yao, Z., Ranson, J.M., Llewellyn, D.J., 2023. Inteligencia artificial para modelos experimentales neurodegenerativos. Alzheimer's Dement. 19, 5970 - 5987. https://doi.org/10.1002/alz.13479
- Matsumoto, R., Yamamoto, T., Takahashi, Y., 2021. Complex organ construction from human pluripotent stem cells for biological research and disease modeling with new emerging techniques. Int. J. Mol. Sci. 22. https://doi.org/10.3390/ijms221910184
- McGovern, P.E., Christofidou-Solomidou, M., Wang, W., Dukes, F., Davidson, T., El-Deiry, W.S., 2010. Anticancer activity of botanical compounds in ancient fermented beverages (review). Int. J. Oncol. 37, 5 - 14. https://doi.org/10.3892/ijo_00000647
- Melo, M.C.R., Maasch, J.R.M.A., de la Fuente-Nunez, C., 2021. Aceleración del descubrimiento de antibióticos mediante inteligencia artificial. Commun. Biol. 4. https://doi.org/10.1038/s42003-021-02586-0
- Mikdadi, D., O'connell, K.A., Meacham, P.J., Dugan, M.A., Ojiere, M.O., Carlson, T.B., Klenk, J.A., 2022. Aplicaciones de la inteligencia artificial (IA) en el cáncer de ovario, el cáncer de páncreas y el descubrimiento de biomarcadores de imagen. Cancer Biomarkers 33, 173 - 184. https://doi.org/10.3233/CBM-210301

- ✓ Mire, S.K., Kashyap, L.L., Verma, M.K., 2023. A Comprehensive approach to cancer care through the merging of oncology, radiology, nuclear medicine, and imaging. Onkol. i Radioter. 17, 520 - 528.
- ✓ Mishra, P., Panda, A., Mahapatra, M., Dakshinakabat, P., Mohanty, A., Bhuyan, L., 2024. Application and fallibility of Artificial Intelligence and machine learning in Diagnostic Pathology. Bangladesh J. Med. Sci. 23, S32 - S37. https://doi.org/10.3329/bjms.v23i10.71732
- ✓ Mohanty, S., Harun AI Rashid, M., Mridul, M., Mohanty, C., Swayamsiddha, S., 2020. Application of Artificial Intelligence in COVID-19 drug repurposing. Diabetes Metab. Syndr. Clin. Res. Rev. 14, 1027 - 1031. https://doi.org/10.1016/j.dsx.2020.06.068
- ✓ Mohanty, S., Rashid, M.H. Al, Mohanty, C., Swayamsiddha, S., 2021. Modern computational intelligence based drug repurposing for diabetes epidemic. Diabetes Metab. Syndr. Clin. Res. Rev. 15. https://doi.org/10.1016/j.dsx.2021.06.017
- ✓ Momtazmanesh, S., Nowroozi, A., Rezaei, N., 2022. Inteligencia artificial en la artritis reumatoide: Current Status and Future Perspectives: A State-of-the-Art Review. Rheumatol. Ther. 9, 1249 - 1304. https://doi.org/10.1007/s40744-022-00475-4
- ✓ Moshawih, S., Goh, H.P., Kifli, N., Idris, A.C., Yassin, H., Kotra, V., Goh, K.W., Liew, K. Bin, Ming, L.C., 2022. Synergy between machine learning and natural products cheminformatics: Application to the lead discovery of anthraquinone derivatives. Chem. Biol. Drug Des. 100, 185 - 217. https://doi.org/10.1111/cbdd.14062
- ✓ Mueller, F.B., 2020. IA (Inteligencia Artificial) e Investigación en Hipertensión. Curr. Hypertens. Rep. 22. https://doi.org/10.1007/s11906-020-01068-8
- ✓ Mumtaz, H., Saqib, M., Jabeen, S., Muneeb, M., Mughal, W., Sohail, H., Safdar, M., Mehmood, Q., Khan, M.A., Ismail, S.M., 2023. Exploring alternative approaches to precision medicine through genomics and artificial intelligence - a systematic review. Front. Med. 10. https://doi.org/10.3389/fmed.2023.1227168
- ✓ Naidu, A., Nayak, S.S., Lulu S, S., Sundararajan, V., 2023. Advances in computational frameworks in the fight against TB: The way forward. Front. Pharmacol. 14. https://doi.org/10.3389/fphar.2023.1152915
- ✓ Naik, G.G., Jagtap, V.A., 2024. Dos cabezas piensan mejor que una: Unravelling the potential Impact of Artificial Intelligence in nanotechnology. Nano TransMed 3. https://doi.org/10.1016/j.ntm.2024.100041
- ✓ Nangia, A.K., 2024. Importance of Structural Databases, Molecular Pharmacophores, Supramolecular Heterosynthons, and Artificial Intelligence-Machine Learning-Neural Network Tools in Drug Discovery. Cryst. Growth Des. 24, 6888 - 6910. https://doi.org/10.1021/acs.cgd.4c00422
- ✓ Nazari, T., Ezzati, E., Rasekh, H.R., Gharib-Naseri, Z., 2023. Aplicación de la inteligencia artificial en la industria farmacéutica. Heal. Technol. Assess. Action 7. https://doi.org/10.18502/htaa.v7i4.14656

- Ncube, N.B., Tukulula, M., Govender, K.G., 2024. Leveraging computational tools to combat malaria: assessment and development of new therapeutics. J. Cheminform. 16. https://doi.org/10.1186/s13321-024-00842-z
- Negut, I., Bita, B., 2023. Exploring the Potential of Artificial Intelligence for Hydrogel Development-A Short Review. Gels 9. https://doi.org/10.3390/gels9110845
- Niazi, S.K., Mariam, Z., 2023. Recent Advances in Machine-Learning-Based Chemoinformatics: A Comprehensive Review. Int. J. Mol. Sci. 24. https://doi.org/10.3390/ijms241411488
- Sin título, s.f.
- Sin título, s.f.
- Sin título, s.f.
- Noorain, Srivastava, V., Parveen, B., Parveen, R., 2023. Artificial Intelligence in Drug Formulation and Development: Applications and Future Prospects. Curr. Drug Metab. 24, 622 - 634. https://doi.org/10.2174/0113892002265786230921062205
- Noorbakhsh-Sabet, N., Zand, R., Zhang, Y., Abedi, V., 2019. La inteligencia artificial transforma el futuro de la atención sanitaria. Am. J. Med. 132, 795 - 801. https://doi.org/10.1016/j.amjmed.2019.01.017
- Nussinov, R., Zhang, M., Liu, Y., Jang, H., 2022. AlphaFold, Artificial Intelligence (AI), and Allostery. J. Phys. Chem. B 126, 6372 - 6383. https://doi.org/10.1021/acs.jpcb.2c04346
- Özçelik, R., van Tilborg, D., Jiménez-Luna, J., Grisoni, F., 2023. Structure-Based Drug Discovery with Deep Learning**. ChemBioChem 24. https://doi.org/10.1002/cbic.202200776
- Ozdemir, E.S., Nussinov, R., 2023. Cánceres causados por patógenos desde una perspectiva estructural: Targeting host-pathogen protein-protein interactions. Front. Oncol. 13. https://doi.org/10.3389/fonc.2023.1061595
- Padhi, A., Agarwal, A., Saxena, S.K., Katoch, C.D.S., 2023. Transforming clinical virology with AI, machine learning and deep learning: a comprehensive review and outlook. VirusDisease 34, 345 - 355. https://doi.org/10.1007/s13337-023-00841-y
- Palano, G., Foinquinos, A., Müllers, E., 2021. In vitro Assays and Imaging Methods for Drug Discovery for Cardiac Fibrosis. Front. Physiol. 12. https://doi.org/10.3389/fphys.2021.697270
- Palumbo, M., Sissi, C., 2022. Bench to bedside: El ambicioso objetivo de trasladar la química médica del laboratorio a la clínica. Bioorganic Med. Chem. Lett. 69. https://doi.org/10.1016/j.bmcl.2022.128787
- Pandiyan, S., Wang, L., 2022. A comprehensive review on recent approaches for cancer drug discovery associated with artificial intelligence. Comput. Biol. Med. 150. https://doi.org/10.1016/j.compbiomed.2022.106140
- Pang, J., Xiu, W., Ma, X., 2023. Application of Artificial Intelligence in the Diagnosis, Treatment, and Prognostic Evaluation of Mediastinal Malignant Tumors. J. Clin. Med. 12. https://doi.org/10.3390/jcm12082818

✓ Patwekar, M., Patwekar, F., Sanaullah, S., Shaikh, D., Almas, U., Sharma, R., 2023. Harnessing artificial intelligence for enhanced Parkinson's disease management: Pathways, treatment, and prospects. Trends Immunother. 7. https://doi.org/10.24294/ti.v7.i2.2395

✓ Peng, B., Li, Y., Yin, J., Ding, W., Fazuo, W., Xiao, Z., Yin, H., 2023. A bibliometric analysis on discovering anti-quorum sensing agents against clinically relevant pathogens: current status, development, and future directions. Front. Microbiol. 14. https://doi.org/10.3389/fmicb.2023.1297843

✓ Pérez-López, R., Ghaffari Laleh, N., Mahmood, F., Kather, J.N., 2024. Guía de inteligencia artificial para investigadores del cáncer. Nat. Rev. Cancer 24, 427 - 441. https://doi.org/10.1038/s41568-024-00694-7

✓ Pinton, P., 2023. Impacto de la inteligencia artificial en el pronóstico, la toma de decisiones compartida y la medicina de precisión para pacientes con enfermedad inflamatoria intestinal: una perspectiva y opinión de expertos. Ann. Med. 55. https://doi.org/10.1080/07853890.2023.2300670

✓ Popa, S.L., Pop, C., Dita, M.O., Brata, V.D., Bolchis, R., Czako, Z., Saadani, M.M., Ismaiel, A., Dumitrascu, D.I., Grad, S., David, L., Cismaru, G., Padureanu, A.M., 2022. Aprendizaje profundo y resistencia a los antibióticos. Antibiotics 11. https://doi.org/10.3390/antibiotics11111674

✓ Pradhan, T., Gupta, O., Chawla, G., 2024. The Future of ChatGPT in Medicinal Chemistry: Harnessing AI for Accelerated Drug Discovery. ChemistrySelect 9. https://doi.org/10.1002/slct.202304359

✓ Prelaj, A., Miskovic, V., Zanitti, M., Trovo, F., Genova, C., Viscardi, G., Rebuzzi, S.E., Mazzeo, L., Provenzano, L., Kosta, S., Favali, M., Spagnoletti, A., Castelo-Branco, L., Dolezal, J., Pearson, A.T., Lo Russo, G., Proto, C., Ganzinelli, M., Giani, C., Ambrosini, E., Turajlic, S., Au, L., Koopman, M., Delaloge, S., Kather, J.N., de Braud, F., Garassino, M.C., Pentheroudakis, G., Spencer, C., Pedrocchi, A.L.G., 2024. Artificial intelligence for predictive biomarker discovery in immuno-oncology: a systematic review. Ann. Oncol. 35, 29 - 65. https://doi.org/10.1016/j.annonc.2023.10.125

✓ Pur, D.R., Krance, S.H., Pucchio, A., Miranda, R.N., Felfeli, T., 2023. Usos actuales de la inteligencia artificial en el análisis de marcadores de biofluidos implicados en enfermedades de la córnea y la superficie ocular: una revisión sistemática. Eye 37, 2007 - 2019. https://doi.org/10.1038/s41433-022-02307-9

✓ Qi, X., Zhao, Y., Qi, Z., Hou, S., Chen, J., 2024. Machine Learning Empowering Drug Discovery: Applications, Opportunities and Challenges. Molecules 29. https://doi.org/10.3390/molecules29040903

✓ Rahimian, M., Panahi, B., 2024. Metagenome sequence data mining for viral interaction studies: Review on progress and prospects. Virus Res. 349. https://doi.org/10.1016/j.virusres.2024.199450

✓ Rajan, J.R., McDonald, S., Bjourson, A.J., Zhang, S.-D., Gibson, D.S., 2023. An AI Approach to Identifying Novel Therapeutics for Rheumatoid Arthritis. J. Pers. Med. 13. https://doi.org/10.3390/jpm13121633

✓ Rasheed, J., Jamil, A., Hameed, A.A., Al-Turjman, F., Rasheed, A., 2021. COVID-19 en la era de la inteligencia artificial: A Comprehensive Review.

Interdiscip. Sci. - Comput. Life Sci. 13, 153 - 175. https://doi.org/10.1007/s12539-021-00431-w

- ✓ Rashid, M.B.M.A., 2021. La inteligencia artificial provoca un cambio de paradigma en el desarrollo de fármacos. SLAS Technol. 26, 3 - 15. https://doi.org/10.1177/2472630320956931
- ✓ Ren, S., Li, J., Dorado, J., Sierra, A., González-Díaz, H., Duardo, A., Shen, B., 2024. From molecular mechanisms of prostate cancer to translational applications: based on multi-omics fusion analysis and intelligent medicine. Heal. Inf. Sci. Syst. 12. https://doi.org/10.1007/s13755-023-00264-5
- ✓ Restrepo, J.C., Dueñas, D., Corredor, Z., Liscano, Y., 2023. Avances en Datos Genómicos y Biomarcadores: Revolutionizing NSCLC Diagnosis and Treatment. Cancers (Basilea). 15. https://doi.org/10.3390/cancers15133474
- ✓ Ryan, D.K., Maclean, R.H., Balston, A., Scourfield, A., Shah, A.D., Ross, J., 2024. Inteligencia artificial y aprendizaje automático para la farmacología clínica. Br. J. Clin. Pharmacol. 90, 629 - 639. https://doi.org/10.1111/bcp.15930
- ✓ Sahayasheela, V.J., Lankadasari, M.B., Dan, V.M., Dastager, S.G., Pandian, G.N., Sugiyama, H., 2022. Artificial intelligence in microbial natural product drug discovery: current and emerging role. Nat. Prod. Rep. 39, 2215 - 2230. https://doi.org/10.1039/d2np00035k
- ✓ Sahu, A., Mishra, J., Kushwaha, N., 2022. Artificial Intelligence (AI) in Drugs and Pharmaceuticals. Comb. Chem. High Throughput Screen. 25, 1818 - 1837. https://doi.org/10.2174/1386207325666211207153943
- ✓ Saldívar-González, F.I., Aldas-Bulos, V.D., Medina-Franco, J.L., Plisson, F., 2022. Natural product drug discovery in the artificial intelligence era. Chem. Sci. 13, 1526 - 1546. https://doi.org/10.1039/d1sc04471k
- ✓ Sallam, M., 2023. ChatGPT Utility in Healthcare Education, Research, and Practice: Revisión Sistemática sobre las Perspectivas Prometedoras y las Preocupaciones Válidas. Healthc. 11. https://doi.org/10.3390/healthcare11060887
- ✓ Sarkar, C., Das, B., Rawat, V.S., Wahlang, J.B., Nongpiur, A., Tiewsoh, I., Lyngdoh, N.M., Das, D., Bidarolli, M., Sony, H.T., 2023. Artificial Intelligence and Machine Learning Technology Driven Modern Drug Discovery and Development. Int. J. Mol. Sci. 24. https://doi.org/10.3390/ijms24032026
- ✓ Saunders, A., Harrington, P. de B., 2024. Advances in Activity/Property Prediction from Chemical Structures. Crit. Rev. Anal. Chem. 54, 135 - 147. https://doi.org/10.1080/10408347.2022.2066461
- ✓ Schauperl, M., Denny, R.A., 2022. AI-Based Protein Structure Prediction in Drug Discovery: Impacts and Challenges. J. Chem. Inf. Model. 62, 3142 - 3156. https://doi.org/10.1021/acs.jcim.2c00026
- ✓ Senthilraja, M., 2021. Application of Artificial Intelligence to Address Issues Related to the COVID-19 Virus. SLAS Technol. 26, 123 - 126. https://doi.org/10.1177/2472630320983813

- ✓ Sharma, A., Mittal, K., Arora, D., Ganti, S.S., 2021. A comprehensive review on strategies for new drug discovery and enhanced productivity in research and development: Recent advancements and future prospectives. Mini. Rev. Org. Chem. 18, 361 - 382. https://doi.org/10.2174/1570193X17999200529100808
- ✓ Silva-Spínola, A., Baldeiras, I., Arrais, J.P., Santana, I., 2022. El Camino hacia la Medicina Personalizada en la Enfermedad de Alzheimer: El Uso de la Inteligencia Artificial. Biomedicinas 10. https://doi.org/10.3390/biomedicines10020315
- ✓ Silverman, A.L., Shung, D., Stidham, R.W., Kochhar, G.S., Iacucci, M., 2024. How Artificial Intelligence Will Transform Clinical Care, Research, and Trials for Inflammatory Bowel Disease (Cómo la inteligencia artificial transformará la atención clínica, la investigación y los ensayos de la enfermedad inflamatoria intestinal). Clin. Gastroenterol. Hepatol. https://doi.org/10.1016/j.cgh.2024.05.048
- ✓ Singh, H., Nim, D.K., Randhawa, A.S., Ahluwalia, S., 2024. Integrating clinical pharmacology and artificial intelligence: potential benefits, challenges, and role of clinical pharmacologists. Expert Rev. Clin. Pharmacol. 17, 381 - 391. https://doi.org/10.1080/17512433.2024.2317963
- ✓ Singh, S., Kaur, N., Gehlot, A., 2024. Application of artificial intelligence in drug design: A review. Comput. Biol. Med. 179. https://doi.org/10.1016/j.compbiomed.2024.108810
- ✓ Slavny, P., Hegde, M., Doerner, A., Parthiban, K., McCafferty, J., Zielonka, S., Hoet, R., 2024. Advancements in mammalian display technology for therapeutic antibody development and beyond: current landscape, challenges, and future prospects. Front. Immunol. 15. https://doi.org/10.3389/fimmu.2024.1469329
- ✓ Smith, J.S., Roitberg, A.E., Isayev, O., 2018. Transformando el descubrimiento computacional de fármacos con aprendizaje automático e IA. ACS Med. Chem. Lett. 9, 1065 - 1069. https://doi.org/10.1021/acsmedchemlett.8b00437
- ✓ Song, Z., Chen, G., Chen, C.Y.-C., 2024. ¿La IA potencia la medicina tradicional china? Chem. Sci. https://doi.org/10.1039/d4sc04107k
- ✓ Soni, U., Gupta, J.K., Singh, K., Khandelwal, G., 2024. Screening and Analysis of Skin Cancer Treatment Using Biocomponents of Plants Using Backpropagation Neural Networks: A Comprehensive Review. Curr. Cancer Ther. Rev. 20, 555 - 568. https://doi.org/10.2174/0115733947263006231020185402
- ✓ Srivastava, R., 2023. Papel de los dispositivos smartphone en la oncología de precisión. J. Cancer Res. Clin. Oncol. 149, 393 - 400. https://doi.org/10.1007/s00432-022-04413-3
- ✓ Sufyan, M., Shokat, Z., Ashfaq, U.A., 2023. Inteligencia artificial en el diagnóstico y la terapia del cáncer: Current status and future perspective. Comput. Biol. Med. 165. https://doi.org/10.1016/j.compbiomed.2023.107356
- ✓ Syeda, H.B., Syed, M., Sexton, K.W., Syed, S., Begum, S., Syed, F., Prior, F., Yu, F., 2021. Role of machine learning techniques to tackle the covid-19 crisis: Revisión sistemática. JMIR Med. Informatics 9. https://doi.org/10.2196/23811

- ✓ Tai, A.M.Y., Albuquerque, A., Carmona, N.E., Subramanieapillai, M., Cha, D.S., Sheko, M., Lee, Y., Mansur, R., McIntyre, R.S., 2019. Aprendizaje automático y big data: Implicaciones para el modelado de enfermedades y el descubrimiento terapéutico en psiquiatría. Artif. Intell. Med. 99. https://doi.org/10.1016/j.artmed.2019.101704
- ✓ Tanaka, I., Furukawa, T., Morise, M., 2021. The current issues and future perspective of artificial intelligence for developing new treatment strategy in non-small cell lung cancer: harmonization of molecular cancer biology and artificial intelligence. Cancer Cell Int. 21. https://doi.org/10.1186/s12935-021-02165-7
- ✓ Thafar, M., Raies, A. Bin, Albaradei, S., Essack, M., Bajic, V.B., 2019. Estudio comparativo de herramientas de predicción computacional de afinidades de unión fármaco-objetivo. Front. Chem. 7. https://doi.org/10.3389/fchem.2019.00782
- ✓ Theodosiou, A.A., Read, R.C., 2023. Inteligencia artificial, aprendizaje automático y aprendizaje profundo: Recursos potenciales para el clínico de infecciones. J. Infect. 87, 287 - 294. https://doi.org/10.1016/j.jinf.2023.07.006
- ✓ Tran, T.T. Van, Surya Wibowo, A., Tayara, H., Chong, K.T., 2023. Artificial Intelligence in Drug Toxicity Prediction: Recent Advances, Challenges, and Future Perspectives. J. Chem. Inf. Model. 63, 2628 - 2643. https://doi.org/10.1021/acs.jcim.3c00200
- ✓ Tripathi, N., Goshisht, M.K., Sahu, S.K., Arora, C., 2021. Applications of artificial intelligence to drug design and discovery in the big data era: a comprehensive review. Mol. Divers. 25, 1643 - 1664. https://doi.org/10.1007/s11030-021-10237-z
- ✓ Tu, G., Fu, T., Zheng, G., Xu, B., Gou, R., Luo, D., Wang, P., Xue, W., 2024. Computational Chemistry in Structure-Based Solute Carrier Transporter Drug Design: Recent Advances and Future Perspectives. J. Chem. Inf. Model. 64, 1433 - 1455. https://doi.org/10.1021/acs.jcim.3c01736
- ✓ Umer, L., Khan, M.H., Ayaz, Y., 2023. Transforming Healthcare with Artificial Intelligence in Pakistan: A Comprehensive Overview. Pakistan Armed Forces Med. J. 73, 955 - 963. https://doi.org/10.51253/pafmj.v73i4.10852
- ✓ Valdebenito, S., Lou, E., Baldoni, J., Okafo, G., Eugenin, E., 2018. Los nuevos roles de los canales de conexina y los nanotubos de túnel en la patogénesis del cáncer. Int. J. Mol. Sci. 19. https://doi.org/10.3390/ijms19051270
- ✓ Wang, L., Ding, J., Pan, L., Cao, D., Jiang, H., Ding, X., 2019. La inteligencia artificial facilita el diseño de fármacos en la era del big data. Chemom. Intell. Lab. Syst. 194. https://doi.org/10.1016/j.chemolab.2019.103850
- ✓ Wang, L., Wen, Z., Liu, S.-W., Zhang, L., Finley, C., Lee, H.-J., Fan, H.-J.S., 2024. Overview of AlphaFold2 and breakthroughs in overcoming its limitations. Comput. Biol. Med. 176. https://doi.org/10.1016/j.compbiomed.2024.108620
- ✓ Wang, L., Zhang, Y., Wang, D., Tong, X., Liu, T., Zhang, S., Huang, J., Zhang, L., Chen, L., Fan, H., Clarke, M., 2021. Inteligencia artificial para COVID-19:

A Systematic Review. Front. Med. 8. https://doi.org/10.3389/fmed.2021.704256

- Wang, T., Kadow, J.F., Meanwell, N.A., 2021. Innovation in the discovery of the HIV-1 attachment inhibitor temsavir and its phosphonooxymethyl prodrug fostemsavir. Med. Chem. Res. 30, 1955 - 1980. https://doi.org/10.1007/s00044-021-02787-6
- Wang, Y., Michael, S., Yang, S.-M., Huang, R., Cruz-Gutiérrez, K., Zhang, Y., Zhao, J., Xia, M., Shinn, P., Sun, H., 2022. Retro Drug Design: From Target Properties to Molecular Structures. J. Chem. Inf. Model. 62, 2659 - 2669. https://doi.org/10.1021/acs.jcim.2c00123
- Wang, Z., Zhao, W., Hao, G., Song, B., 2021. Mapping the resources and approaches facilitating computer-Aided synthesis planning. Org. Chem. Front. 8, 812 - 824. https://doi.org/10.1039/d0qo00946f
- Wu, P., Zhao, J., Shen, X., Liang, X., He, C., Yin, L., Xu, F., Li, H., Tang, H., 2023. Research progress on the structure and biological diversities of 2-phenylindole derivatives in recent 20 years. Bioorg. Chem. 132. https://doi.org/10.1016/j.bioorg.2023.106342
- Xianyu, Z., Correia, C., Ung, C.Y., Zhu, S., Billadeau, D.D., Li, H., 2024. The Rise of Hypothesis-Driven Artificial Intelligence in Oncology (El auge de la inteligencia artificial basada en hipótesis en oncología). Cancers (Basilea). 16. https://doi.org/10.3390/cancers16040822
- Xu, Z., Biswas, B., Li, L., Amzal, B., 2023. AI/ML in Precision Medicine: A Look Beyond the Hype. Ther. Innov. Regul. Sci. 57, 957 - 962. https://doi.org/10.1007/s43441-023-00541-1
- Yang, X., Wang, Y., Byrne, R., Schneider, G., Yang, S., 2019. Conceptos de inteligencia artificial para el descubrimiento de fármacos asistido por ordenador. Chem. Rev. 119, 10520 - 10594. https://doi.org/10.1021/acs.chemrev.8b00728
- Yasmin, F., Shah, S.M.I., Naeem, A., Shujauddin, S.M., Jabeen, A., Kazmi, S., Siddiqui, S.A., Kumar, P., Salman, S., Hassan, S.A., Dasari, C., Choudhry, A.S., Mustafa, A., Chawla, S., Lak, H.M., 2021. Artificial intelligence in the diagnosis and detection of heart failure: the past, present, and future. Rev. Cardiovasc. Med. 22, 1095 - 1113. https://doi.org/10.31083/j.rcm2204121
- Yin, Z., Wong, S.T.C., 2021. La inteligencia artificial unifica conocimientos y acciones en el reposicionamiento de fármacos. Emerg. Top. Life Sci. 5, 803 - 813. https://doi.org/10.1042/ETLS20210223
- Zahra, M.A., Al-Taher, A., Alquhaidan, M., Hussain, T., Ismail, I., Raya, I., Kandeel, M., 2024. The synergy of artificial intelligence and personalized medicine for the enhanced diagnosis, treatment, and prevention of disease. Drug Metab. Pers. Ther. 39, 47 - 58. https://doi.org/10.1515/dmpt-2024-0003
- Zhai, C., Li, T., Shi, H., Yeo, J., 2020. Discovery and design of soft polymeric bio-inspired materials with multiscale simulations and artificial intelligence. J. Mater. Chem. B 8, 6562 - 6587. https://doi.org/10.1039/d0tb00896f
- Zhang, D., Yan, Z.-L., Yang, Y.-W., Qu, Z., Huo, G.-T., Li, S.-X., Lin, Z., Lu, J.-J., 2023. Overview of approaches and applications of deep learning in

toxicologic pathology during nonclinical safety evaluation of drugs; [药物非临床安全性评价毒性病理学深度学习方法和应用概述]. Chinese J. New Drugs 32, 2147 - 2154.

- Zhang, W.-Y., Zheng, X.-L., Coghi, P.S., Chen, J.-H., Dong, B.-J., Fan, X.-X., 2024. Revolutionizing adjuvant development: harnessing AI for next-generation cancer vaccines. Front. Immunol. 15. https://doi.org/10.3389/fimmu.2024.1438030
- Zhang, Y., Mastouri, M., Zhang, Yang, 2024. Aceleración del descubrimiento, desarrollo y ensayos clínicos de fármacos mediante inteligencia artificial. Med. https://doi.org/10.1016/j.medj.2024.07.026
- Zhavoronkov, A., 2020. Medicinal Chemists versus Machines Challenge: What Will It Take to Adopt and Advance Artificial Intelligence for Drug Discovery? J. Chem. Inf. Model. 60, 2657 - 2659. https://doi.org/10.1021/acs.jcim.0c00435
- Zhavoronkov, A., Vanhaelen, Q., Oprea, T.I., 2020. ¿Impactará la inteligencia artificial en el descubrimiento de fármacos en la farmacología clínica? Clin. Pharmacol. Ther. 107, 780 - 785. https://doi.org/10.1002/cpt.1795
- Zhou, J., Dong, J., Hou, H., Huang, L., Li, J., 2024. High-throughput microfluidic systems accelerated by artificial intelligence for biomedical applications. Lab Chip 24, 1307 - 1326. https://doi.org/10.1039/d3lc01012k
- Zhu, K.-F., Yuan, C., Du, Y.-M., Sun, K.-L., Zhang, X.-K., Vogel, H., Jia, X.-D., Gao, Y.-Z., Zhang, Q.-F., Wang, D.-P., Zhang, H.-W., 2023. Applications and prospects of cryo-EM in drug discovery. Mil. Med. Res. 10. https://doi.org/10.1186/s40779-023-00446-y
- Zong, N., Wen, A., Moon, S., Fu, S., Wang, L., Zhao, Y., Yu, Y., Huang, M., Wang, Y., Zheng, G., Mielke, M.M., Cerhan, J.R., Liu, H., 2022. Computational drug repurposing based on electronic health records: a scoping review. npj Digit. Med. 5. https://doi.org/10.1038/s41746-022-00617-6

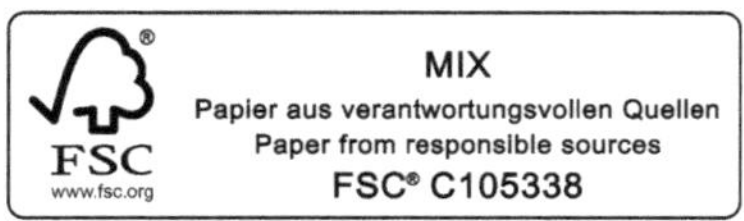

Printed by Books on Demand GmbH, Norderstedt / Germany